Die
Ätiologie der Syphilis.

Von

Prof. Dr. Erich Hoffmann
Oberarzt an der dermatologischen Universitätsklinik zu Berlin.

Mit zwei Tafeln.

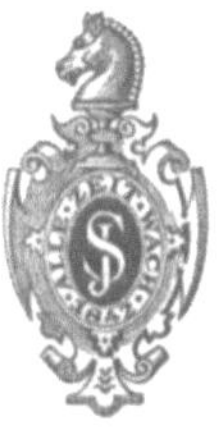

Berlin.
Verlag von Julius Springer.
1906.

Sonderabdruck
aus den
Verhandlungen der Deutschen Dermatologischen Gesellschaft.

Neunter Kongreß in Bern.

ISBN-13: 978-3-642-89862-4 e-ISBN-13: 978-3-642-91719-6
DOI: 10.1007/978-3-642-91719-6

Seinem hochverehrten Lehrer

Herrn

Geh. Medizinalrat Prof. Dr. E. Lesser

in Dankbarkeit gewidmet

vom

Verfasser.

Inhalt.

Seite

A. Einleitung 1

B. Geschichte der bisherigen Spirochätenforschung . . 3

C. Zusammenstellung der Untersuchungsergebnisse . . . 8

I. Methodik 8

II. Ergebnisse der verschiedenen Untersuchungsmethoden . . . 13

a) Frische Untersuchung 13

b) Ausstrichmethode 14

1. Morphologie 14

2. Art der Vermehrung 15

3. Vorkommen in verschiedenen Krankheitsprodukten . 18

c) Darstellung im Gewebe 19

1. Akquirierte Syphilis 20

2. Kongenitale Syphilis 26

3. Experimentelle Syphilis 29

D. Schlußfolgerungen 30

I. Ätiologische Bedeutung 30

II. Diagnostische Bedeutung 31

III. Bedeutung für die Pathogenese der Syphilis 36

IV. „Vererbung“ der Syphilis 42

V. Infektiosität der verschiedenen Krankheitsprodukte . . . 42

VI. Lehren für die Prognose und Therapie 43

Verzeichnis der demonstrierten Präparate usw. 46

Anhang: Darstellung der wichtigsten Untersuchungsmethoden . . 49

Unterschiede zwischen der Syphilisspirochäte und anderen Spirochätenarten 56

Erklärung der Tafeln 58

A. Einleitung.[1])

Seitdem Schaudinn und ich im April und Mai 1905 in drei kurz aufeinander folgenden Arbeiten über das konstante Vorkommen einer eigenartigen Spirochäte in den infektiösen Krankheitsprodukten der Syphilis berichtet haben, ist über diesen Gegenstand eine Literatur erschienen, wie sie in der Geschichte der medizinischen Wissenschaft fast beispiellos dasteht. Bereits nach einem halben Jahre lagen mehr als hundert Mitteilungen vor, welche in der weit überwiegenden Mehrzahl unsere Befunde bestätigten und erweiterten, und gegenwärtig ist die Zahl der in den medizinischen Zeitschriften aller Länder zerstreuten Veröffentlichungen so groß, daß der einzelne sie kaum noch zu überschauen und zu sichten vermag. Eine Fülle neuer Tatsachen ist durch die gemeinsame Arbeit so zahlreicher Forscher aus allen Kulturländern gesammelt worden, und in das tiefe bis dahin undurchdringlich erscheinende Dunkel der Ätiologie und Pathogenese der Syphilis ein heller Lichtstrahl gefallen. Freudig und stolz dürfen wir es heute aussprechen, daß das Problem der Ursache der Syphilis schon jetzt als gelöst gelten kann, und daß zu diesem gewaltigen Fortschritt die deutsche Wissenschaft in erster Linie beigetragen hat.

Wenn ich es nun wage, Ihnen eine Übersicht über den derzeitigen Stand unserer Kenntnisse auf diesem Gebiete zu geben, so bin ich mir der Schwierigkeiten meiner Aufgabe wohl bewußt. Obwohl ich von dem Augenblicke, da Schaudinns scharfes Auge zum erstenmal die lebende Spirochaeta pallida im Gewebssaft einer exzidierten Papel erblickte, meine ganze Arbeits-

---

1) Referat erstattet am 13. September zu Bern gelegentlich der Versammlung der Deutschen Dermatologischen Gesellschaft und auf der 78. Versammlung deutscher Naturforscher und Ärzte in Stuttgart am 18. September 1906. — Zu Beginn des Vortrages wurde des verstorbenen Fritz Schaudinn gedacht und seiner unvergänglichen Verdienste um die biologische und medizinische Wissenschaft (vgl. meinen Nachruf, Deutsche mediz. Wochenschrift 1906, Nr. 27).

kraft in den Dienst der Syphilisforschung gestellt und die meisten der bisher aufgefundenen Tatsachen aus eigener Anschauung kenne, halte ich es doch gegenwärtig für unmöglich, überall das Richtige von dem Unrichtigen sicher zu trennen und allen Autoren völlig gerecht zu werden. Aber auf die Gefahr hin, daß weitere Untersuchungen einiges von dem, was ich heute auf Grund der bisherigen Arbeiten als richtig ansehen muß, abändern und umgestalten werden, will ich versuchen, Ihnen nicht nur eine einigermaßen vollständige Zusammenstellung der bisher aufgefundenen Tatsachen zu geben, sondern aus ihnen auch hier und da einige Schlußfolgerungen zu ziehen, welche, obwohl sie z. T. gewiß noch auf schwankenden Füßen stehen, vielleicht doch geeignet erscheinen, künftigen Forschungen Nutzen zu gewähren. Über die Untersuchungen, welche der Entdeckung der Spirochaeta pallida vorausgegangen sind, kann ich mich ganz kurz fassen, da sie, so groß auch ihre Zahl ist, doch zur Klärung der Ätiologie der Syphilis nichts beigetragen haben. Als merkwürdige Tatsache sei hervorgehoben, daß schon einmal vor vielen Jahrzehnten (1837) Spirochäten als Erreger der Syphilis von dem bekannten Entdecker der Trichomonas vaginalis A. Donné angesehen und unter dem Namen „Vibrio lineola“ beschrieben und abgebildet worden sind; wie aber Rille und ich gezeigt haben, kann es sich nur um die harmlose an der Oberfläche der Genitalien häufig schmarotzende Spirochaeta refringens gehandelt haben. Erwähnt seien hier auch die Arbeiten Siegels, der in dem „Cytorrhyctes luis“ die Ursache der Syphilis aufgefunden zu haben glaubt, weil sie zum Teil den Anlaß zu Schaudinns und meinen Untersuchungen gegeben haben; auf ihre Bedeutung werde ich später noch einmal zurückzukommen haben. Schließlich will ich nicht unerwähnt lassen, daß Bordet in einer kurzen Notiz behauptet, er habe eine „neue Spirille“ schon 1903 in einem syphilitischen Schanker und einer Mundpapel gefunden und mit einer Mischung von Karbol-Methylviolett und Methylgrün färben können, später sei es ihm aber nie wieder geglückt, sie in syphilitischen Krankheitsprodukten darzustellen. Da er jedoch angibt, daß die Spirille bei einer Länge von 14—21 μ (nämlich dem 2—3 fachen Durchmesser eines Erythrocyten) nur 5—7 Windungen im Durchschnitt habe, kann ich trotz des gewichtigen Zeugnisses von Metschnikoff nicht gut annehmen, daß er wirklich die Spir. pallida vor Augen gehabt hat; jedenfalls hat er ihre Eigenart und Bedeutung nicht erkannt, und seine Publikation ist erst nach unserer ersten Arbeit erschienen und wohl durch diese veranlaßt worden, weshalb er Prioritätsansprüche auch nicht erhoben hat.

B. Geschichte der bisherigen Spirochätenforschung.

Indem ich nun dazu übergehe, den bisherigen Gang der Spirochätenforschung kurz zu skizzieren, muß ich zunächst ein Mißverständnis bezüglich unserer ersten Arbeit berichtigen. Metschnikoff und nach ihm auch andere Autoren haben die Sache so dargestellt, als ob Schaudinn, erst nachdem er die Spirochaeta pallida entdeckt hatte, sich mit mir in Verbindung gesetzt habe. Das entspricht aber keineswegs den Tatsachen, sondern unsere Arbeiten waren von Anfang an gemeinschaftliche, und die Spirochaeta pallida wurde am 3. März 1905 von Schaudinn bei gemeinsamer Untersuchung mit mir im frischen Präparat entdeckt[1]). Nachdem ihm dann die Färbung im

[1]) In späteren Arbeiten aus dem Institut Pasteur spricht übrigens Levaditi, einer der besten Kenner und erfolgreichsten Arbeiter auf diesem Gebiete, stets von der Entdeckung Schaudinns und Hoffmanns, ebenso wie eine große Anzahl anderer Forscher; demgegenüber gehen einige Autoren so weit, daß sie meinen Namen, auch wenn sie von der Klarstellung der Ätiologie der Syphilis sprechen, gänzlich verschweigen. Hierzu habe ich folgendes zu bemerken. Der Umstand, daß mein Name in den drei ersten grundlegenden Publikationen jedesmal neben dem Schaudinns steht, zeigt, daß ich an diesen Arbeiten einen von Schaudinn stets zugestandenen Anteil habe, und es ist allgemein üblich, in solchem Falle beide Autoren zu nennen. Die Auffindung der Spirochaeta pallida ist Schaudinns Verdienst, die Feststellung der regelmäßigen Beziehungen dieses Parasiten zur Syphilis ist aber, wie Schaudinn selbst stets anerkannt hat (vgl. Anm. 1 unserer dritten Arbeit in der Berl. klin. Wochenschr. 1905, Nr. 22), unsere gemeinsame Leistung. Wo also von der Spir. pallida als dem Erreger der Syphilis, wo von der Lösung des Problems der Ätiologie dieser Krankheit die Rede ist, muß mein Name billigerweise neben dem Schaudinns genannt werden; daß auch mein Lehrer Herr Geheimrat Lesser, der unsere Arbeiten von Anfang an verfolgt hat, und an dessen Klinik sie ausgeführt wurden, diese Auffassung teilt, geht daraus hervor, daß er sagt, nur die gemeinsame Arbeit des Zoologen und Syphilidologen habe es ermöglicht, diese schwierige Frage so schnell zu lösen.

Ausstrich mit Eosinazurlösung gelungen war, haben wir unter steter Arbeitsteilung eine größere Reihe von Fällen in frischen und gefärbten Präparaten untersucht und die in gemeinsamer Arbeit gewonnenen Ergebnisse in drei kurz aufeinander folgenden Publikationen auch gemeinsam niedergelegt. Wir haben uns zunächst an die Untersuchung derjenigen Krankheitsprodukte gehalten, welche erfahrungsgemäß das Virus in größerer Menge beherbergen, und Primäraffekte, Genital- und Analpapeln sowie die regionären Lymphdrüsen untersucht und so gut wie konstant die Spirochaeta pallida gefunden; als besonders wichtig haben wir von vornherein die Tatsache betrachtet, daß nicht nur im Sekret offener Sklerosen und Papeln, sondern auch in der Tiefe völlig geschlossener Primäraffekte und Papeln und im Punktionssaft typischer indolenter Drüsen und später auch in dem durch Punktion der Milz gewonnenen Blut die Anwesenheit dieses Mikroorganismus festgestellt werden konnte. Trotzdem es uns somit gelungen war, die Spirochaeta pallida im Primäraffekt, den regionären Drüsen, den durch Metastase entstandenen Sekundärpapeln und im Milzblut nachzuweisen, haben wir, obwohl wir von der ätiologischen Bedeutung schon damals wegen der Konstanz der Befunde überzeugt sein durften, uns doch damit begnügt, lediglich die Ergebnisse unserer Untersuchungen mitzuteilen und zu Nachprüfungen aufzufordern, und uns absichtlich eines abschließenden Urteils über die ätiologische Bedeutung noch enthalten. Bereits in den ersten Arbeiten hatten wir ferner auf eine wichtige Fehlerquelle, nämlich das Vorkommen gröberer Spirochäten an den Genitalien aufmerksam gemacht und die Unterscheidungsmerkmale zwischen diesen Arten und der Spirochaeta pallida scharf hervorzuheben versucht.

Schnell folgten nun die Bestätigungen und Erweiterungen unserer Befunde. Nachdem zunächst Paschen in einem Primäraffekt der Portio uteri die Spirochaeta pallida nachgewiesen hatte, fanden Buschke und Fischer, deren einem ich meine Präparate schon frühzeitig demonstriert hatte, bei einem von ihnen selbst als nicht einwandfrei angesehenen Falle von kongenitaler Syphilis in Leber, Milz und Blut, und Metschnikoff und Roux, welchen Schaudinn Präparate gesandt hatte, in geschlossenen

Hautpapeln fern von den Genitialen und in den Primärläsionen[1]) bei der experimentellen Syphilis der Affen die gleiche Spirochäte. In völlig einwandfreier Weise wurde etwa gleichzeitig von Salmon in Pemphigusblasen und von Levaditi in Lunge, Leber, Milz und Pemphigusblasen mehrerer kongenital-syphilitischer Kinder die Gegenwart der Spirochaeta pallida festgestellt, Befunde, die ich kurz darauf bestätigen und durch den Nachweis derselben Mikroorganismen in den Lymphdrüsen noch erweitern konnte. Im Fingerbeerenblut haben dann Reckzeh (deformierte Exemplare) und Raubitschek, in dem durch Punktion gewonnenen Venenblut zuerst Wolters, dann Noeggerath und Staehelin — letztere mittels einer besonderen Methode — die Spir. pallida nachgewiesen. Bei akquirierter Lues fanden sie ferner Ehrmann und Lipschütz in einem ulzeriorten Frühsyphilid und einer Tonsillarpapel, ich in extragenitalen Primäraffekten, im varicelliformen (pustulösen) Syphilid und einer Zungenpapel, Roscher in einer Zehenpapel, Rille und Vockerodt in Effloreszenzen von Psoriasis palmaris, einem krustösen Kopfsyphilid und alten (7—9 Jahre nach der Infektion entstandenen) Schleimhautplaques, Spitzer in einem makulösen Exanthem und ulzerierten Gummen; Levaditi und Petresco konnten im Vesicatorblaseninhalt, Bandi, Simonelli und Zabolotny in frischen Roseolen, Siebert in einer Rhypia-Effloreszenz, Lewandowski in einer metastatisch erkrankten (Kubital-)Drüse und Hirschberg, Dreyer und Toepel im Urinsediment bei syphilitischer Nephritis zuerst mehr oder weniger zahlreiche Spirochaetae pallidae darstellen. Bei kongenitaler Syphilis wurde außer in den bereits oben genannten Organen von Babes und Panea der Nachweis dieser Parasiten in Nebenniere, Niere, Thymus, Knochenmark, Herzblut, Meningen, Rachen- und Konjunktivalsekret und von mir in einem Frühsyphilom („Gummi") der Leber erbracht. Daß auch die inneren Organe mazerierter syphilitischer Föten sie enthalten, haben Broennum und Ellermann zuerst gezeigt. In der Cerebrospinalflüssigkeit wurde die

[1]) Uns standen damals Affen nicht zur Verfügung; wir waren deshalb nicht in der Lage, diese Untersuchung selbst auszuführen. — Auch Kraus hat bald darauf diesen Nachweis in einer größeren Zahl von Fällen konstant erbracht, auch dann, wenn er nicht mit menschlichem, sondern mit Affenvirus geimpft hatte.

Spirochäte bei kongenitaler Lues zuerst von Schridde, bei akquirierter frischer Syphilis anscheinend von Dohi und Tanaka gefunden. Neuerdings hat sie Krückmann[1]) auch in frischen Irispapeln konstatiert. Im Ausstrich von Placenten hat wohl Doutrelepont[2]) sie zuerst beschrieben. Endlich ist es Schaudinn gelungen, sie im Knochenmark[3]) und der Milz[4]) eines sieben Monate vorher geimpften Makakus aufzufinden, und Doutrelepont, Grouven und Tomasczewski haben ihre Gegenwart auch in der Randzone geschlossener Gummen in genügend zahlreichen Fällen festgestellt.

Aus dieser gedrängten, nur das Wesentlichste berücksichtigenden Übersicht geht hervor, daß die von Schaudinn und mir zuerst benutzte Ausstrichmethode, der nicht selten der Vorwurf der Unsicherheit gemacht worden ist, doch ausgereicht hat, um uns über die Gegenwart der Spirochaeta pallida in den verschiedensten syphilitischen Krankheitsherden des Menschen und Affen zu orientieren und ihre ätiologische Bedeutung so gut wie sicherzustellen.

Natürlich mußte es trotzdem das Bestreben aller auf diesem Gebiete arbeitenden Forscher sein, eine Methode zur Darstellung der Spirochaeta pallida in Gewebsschnitten aufzufinden. Lange habe ich mich bemüht, durch Modifikation der Giemsafärbung, Eisenhämatoxylin usw. die Darstellung der Spirochaeta pallida im Gewebe zu ermöglichen. Wohl fand ich bei Verkürzung oder Unterlassung der Alkohol-Entwässerung zumal im Rete nässender Papeln mitunter Gebilde, die vielleicht Spirochäten sein konnten, doch war eine sichere Entscheidung, ob es sich wirklich um diese Mikroorganismen oder feinste Gewebsfasern handelte, nicht zu erzielen, weshalb ich von einer Publikation dieser mühevollen und zeitraubenden Versuche abgesehen habe. Nicht anders scheint mir die viel zitierte, aber so viel ich weiß, nie bestätigte Angabe Herxheimers, daß ihm einmal die Färbung einiger Exemplare der Spirochaeta pallida im Gewebe mit

[1]) E. Krückmann. Die Syphilis der Regenbogenhaut. (Magnus' augenärztl. Unterrichtstafeln, Heft XXV.) Breslau 1906, S. 11.

[2]) Vorher war dieser Befund bereits im Sommer 1905 von Helmbold in der Bummschen Klinik gemacht, aber nicht publiziert worden.

[3]) Mitgeteilt auf dem XV. internationalen medizinischen Kongreß zu Lissabon. (Dermat. Zeitschr. 1906, Heft 8, S. 573).

[4]) Persönliche Mitteilung.

Nilblau gelungen sei, beurteilt werden zu müssen. Ein Fortschritt auf diesem Gebiete wurde erst durch die Einführung der Silberimprägnierung durch Bertarelli und Volpino erzielt; mittels einer Modifikation der van Ermenghemschen Methode der Geißelfärbung vermochten sie zunächst in dünnen Schnitten, später auch in Gewebsstücken die Spirochaeta pallida außerordentlich klar darzustellen. Einige Wochen später hat dann Levaditi, da ihm diese Methode zu unsichere Resultate und zu viel Niederschläge ergab, eine Modifikation des Ramón-y-Cajalschen Verfahrens zur Darstellung der Nervenfibrillen empfohlen, die sich außerordentlich schnell eingebürgert und besonders für die inneren Organe bewährt hat. Zur Imprägnierung schwer durchdringbarer Gewebe wie der Haut hat er mit Manouélian bald darauf eine etwas abgeänderte, in kürzerer Zeit zum Ziele führende Methode (Pyridinzusatz) angegeben, die sich mir auch für Lymphdrüsen als sehr brauchbar erwiesen hat.

Mit Hilfe dieser Methoden sind nun schon jetzt alle Organe kongenital-syphilitischer Kinder und Föten, Placenta und Nabelschnur sowie viele Krankheitsprodukte der akquirierten Syphilis in der Früh- und Spätperiode von zahlreichen Autoren durchforscht worden. Nachdem Bertarelli und Volpino die Darstellung der Spirochaeta pallida zuerst in einer Analpapel eines Erwachsenen und Leber und Milz eines Fötus gelungen war, stellte Levaditi z. T. allein, z. T. mit Salmon, Sauvage, Manouélian, Nobécourt, Darré u. a. ihr Vorkommen in Primäraffekten von Menschen und Affen, in Hautpapeln, Pemphigusblasen, Leber, Milz, Lunge, Niere, Nebenniere kongenital-syphilitischer Kinder und Föten fest und gab ein Bild von ihrer großen Zahl und Verteilung im Gewebe. Paschen und Schaudinn fanden sie dann in der Placenta, Veillon und Girard in frischen Roseolen und ich in den Leistendrüsen und Genitalpapeln Erwachsener, in letzteren zugleich mit Exemplaren der nur im Epithel enthaltenen Sp. refringens. Bei kongenitaler Syphilis — auch mazerierten Früchten — wurde weiterhin von Bertarelli, Levaditi, Paschen, Buschke, Fischer, Gierke, Doutrelepont, Herxheimer, Frohwein, Beitzke, Wolters, Versé, Simmonds, Schlimpert und vielen anderen ihre Anwesenheit in fast allen Organen nachgewiesen; erwähnt seien außer den bereits oben genannten Organen nur Hirn, Rückenmark, Nerven, Herz und große Gefäße, Knochenknorpelgrenze bei Osteochondritis, Magen, Darm, Pankreas, Hoden und Ovarium. Bei Erwachsenen ist neben der Darstellung ihrer Lagerung in verschiedenen Exanthemformen (Ehrmann, ich u. a.) und kutanen Gummen (Feldmann, ich[1]) vor allem ihr Nachweis in der Nebenniere durch Jacquet und Sézary, in einem Lebergummi durch Schaudinn, bei der Hellerschen Aortitis durch Reuter und Schmorl und der Arteriitis der Hirnarterien durch Benda bemerkenswert[2]).

Mit diesem kurzen Abriß der Geschichte der bisherigen Forschung will ich mich begnügen und nun zur zusammenfassenden Schilderung der Untersuchungsergebnisse übergehen, nachdem ich zuvor die Methodik in Kürze dargelegt habe.

C. Zusammenstellung der Untersuchungsergebnisse.

I. Methodik.

Für den Erfolg der Untersuchung im frischen Zustand und im gefärbten Ausstrich ist die richtige Entnahme des Materials von entscheidender Bedeutung; Fehler in dieser Richtung sind neben Mangel an Übung und Ausdauer für die vielfachen negativen Ergebnisse mancher Autoren in erster Linie verantwortlich zu machen. Am reichlichsten findet sich die Spirochaeta pallida gewöhnlich in dem durch Auspressen gewonnenen Gewebssaft exzidierter Primäraffekte und Papeln[3]). Diese von Schaudinn und mir mit gutem Grund zuerst gewählte Art der Un-

[1]) In der Randzone eines gummösen Hautsyphilids (8 Jahre alte Lues) fand ich vereinzelte Spir. pallidae (bisher nicht publiziert).

[2]) Hierzu kommt der Nachweis der Spir. pallida in inneren Organen von Affen (Milz) durch Zabolotny; die Präparate wurden in Bern demonstriert.

[3]) Die Zahl der Spirochäten ist auch im Gewebssaft dieser Bildungen recht verschieden, einmal weil die Spirochäten im Gewebe unregelmäßig verteilt sind, ferner aber weil sie vermöge ihrer Korkzieherform festsitzen und wohl nur dann in größerer Zahl in die Ausstriche gelangen, wenn Lymphgefäße, die ja oft sehr zahlreiche Parasiten zum Teil in Zöpfen enthalten, eröffnet sind, und ihr Inhalt auf das Präparat gelangt. Dafür spricht nicht nur das gelegentliche Vorkommen solcher Spirochätenzöpfe (Mulzer), sondern auch die Beobachtung, daß einzelne Stellen des Ausstrichs zahlreiche, andere gar keine Parasiten enthalten.

tersuchung ist indes nur in wenigen Fällen durchführbar und für die Praxis nicht geeignet; sie ist aber auch nicht notwendig, da auch im Sekret von Schankern und Papeln unter gewissen Bedingungen so gut wie konstant die Spirochäten auffindbar sind. Man kann, wie ich zuerst gezeigt und durch Mulzer genauer habe prüfen lassen, entweder das Oberflächensekret oder das nach längerem Reiben hervorquellende Reizserum oder endlich das durch Kratzen mit einem Platinspatel oder Löffel gewonnene Geschabe zur Untersuchung benutzen und die auf diese Weise erhaltenen Sekret-, Reizserum- und Geschabepräparate bezüglich ihres Gehaltes an Spirochaetae pallidae miteinander vergleichen. Am wenigsten geeignet erwiesen sich einfache Sekretpräparate, weil sie gewöhnlich nur spärliche oder auch gar keine Spirochaetae pallidae, dagegen alle möglichen Bakterien und bisweilen auch andere Spirochätenarten in großer Zahl enthalten. Sehr gute Resultate ergibt die Reizserumtechnik[1]); reibt man mit einer Platinöse die Oberfläche eines erodierten Primäraffekts oder einer Papel, so quillt gewöhnlich nach kurzer Zeit reichlich Serum[2]) hervor, welches sowohl zur frischen Untersuchung wie auch zur Herstellung dünner Ausstriche sehr gut geeignet ist. Durch Kratzen mit einem Platinspatel gewinnt man häufig ein an Spirochäten noch reicheres Untersuchungsmaterial (Geschabe), besonders wenn man sich an die Peripherie der Erosion hält. Gründliche Reinigung der Papeln und Schanker mit physiologischer Kochsalzlösung genügt meist, um die an der Oberfläche schmarotzenden andersartigen Mikroorganismen ganz oder doch größtenteils zu beseitigen. Mit Kalomel, Jodoform oder einem anderen Antiseptikum bereits behandelte Sklerosen und Papeln müssen gründlich gewaschen und meist 1 bis 2 Tage mit sterilem Mull oder physiologischer Kochsalzlösung verbunden werden, ehe die Untersuchung mit Aussicht auf Erfolg vorgenommen werden kann. Von geschlossenen Effloreszenzen entfernt man

---

1) Thibierge schreibt dies Verfahren mit Unrecht Nicolas, Favre und André zu.

2) Mir scheint dies, wie ich in einem Vortrag in der Berliner Dermatologischen Gesellschaft am 12. Dezember 1905 sagte, ein Vorgang zu sein, dessen die Natur sich bedient, um neue Infektionen zu vermitteln. — Betupfen mit Alkohol vermehrt oft den Serumstrom (Thalmann).

mit einem Skalpell vorsichtig unter möglichster Vermeidung einer Blutung die Hornschicht und sucht dann Gewebssaft aus dem Rete und der Papillarschicht zu gewinnen. Bei tertiären Exanthemen und Gummen hat die Entnahme aus der Randzone zu erfolgen. Aus Pemphigusblasen Neugeborener und pustulösen Effloreszenzen Erwachsener gewinnt man das beste Material, wenn man vom Grund der eröffneten Blase etwas Gewebssaft abstreift oder abkratzt. Drüsen werden nach der von mir gegebenen Vorschrift punktiert; man sucht mit der Nadelspitze zunächst die Rindenschicht an der Konvexität der im Längsdurchmesser durchstochenen Drüse zu erreichen und aspiriert kräftig unter allmählichem Zurückziehen der Spritze. Die Untersuchung des Bluts ist am aussichtsreichsten, wenn man die gestaute Kubitalvene punktiert. Bei inneren Organen legt man eine frische Schnittfläche an und entnimmt nach Abtupfen des Bluts etwas Gewebssaft, wenn möglich vom Rande sichtbarer Krankheitsherde.

Für die Untersuchung der Spirochäten im Schnitt fixiert man die Organe usw. am besten in 10 proz. Formalinlösung (Formalin 1,0 Aqu. dest. 9,0) und beläßt sie darin bis zur Verarbeitung; Bertarelli und Volpino empfehlen statt dessen Alkohol. Auch Stücke, die schon jahrelang in der Fixierungsflüssigkeit gelegen haben, sind noch imprägnierungsfähig.

Geübten, mit scharfem Auge begabten Beobachtern ist als die einfachste und am schnellsten zum Ziel führende Methode die frische Untersuchung anzuraten. Besonders für Papel- und Sklerosensekret[1]), deren Spirochätengehalt vor der Verwendung für das Tierexperiment schnell geprüft werden soll, hat sich dies Verfahren mir und meinen Mitarbeitern gut bewährt; oft erwies sich die Verdünnung des Ausgangsmaterials mit etwas physiologischer (0,85 proz.) Kochsalzlösung als zweckmäßig. Ein guter Apochromat[2]) (ich gebrauche Zeiß 2 mm, 1,3 oder 1,4 Apert.)

---

[1]) Im Sklerosensekret erschienen mir die Spir. pallidae häufig länger ausgewachsen zu sein als im Sekret nässender Papeln.

[2]) Vgl. die Angabe Reuters (Zeitschr. für Hygiene und Infektionskrankh., Bd. 54, S. 59), daß er die Spir. pall. mit Immersion 1/12 (Zeiß) nicht, mit Apochromat aber klar erkennen konnte. Für die Untersuchung gefärbter Ausstrichpräparate genügt jede gute Immersion; in mit Silber imprägnierten Schnitten sind die Spirochäten noch leichter, manchmal schon mit starken Trockensystemen zu erkennen.

und Kompensations-Okular 6 bis 12 sind für diese Untersuchung unerläßlich, helle Beleuchtung mit Auerlicht und richtige Abblendung durch Senken des Abbéschen Kondensors empfehlenswert. Statt des hängenden Tropfens wähle ich für die frische Untersuchung nicht nur der Syphilisspirochäte, sondern auch anderer Arten das einfache mit Vaselin umrahmte Deckglaspräparat, in welchem sich diese Mikroorganismen, wie mein Schüler Beer und ich gezeigt haben, bei Luftabschluß wochenlang beweglich erhalten können, so daß es zum fortlaufenden Studium der Bewegungen und des Einflusses von Reagentien, Immunserum usw. außerordentlich geeignet ist.

Ausstrichpräparate können auf Deckgläschen oder Objektträgern[1]) gemacht werden; je dünner sie sind, um so schärfer treten die zarten Spirochäten nach der Färbung hervor. Gewöhnlich geschieht die Fixierung nach unserer ersten Angabe in Alkohol absol. 10 Minuten lang; sie ist aber nicht notwendig, und die lufttrocken gewordenen Präparate können — ev. nach vorsichtigem Ziehen durch die Flamme — ohne weiteres gefärbt werden. Wie Halle und ich gezeigt haben, können bei Verwendung der Weidenreichschen Methode — vorausgehender Osmierung[2]) der Objektträger und dadurch bedingter momentaner Fixierung — auch dickere Ausstriche, in denen die größere Zahl der Spirochäten das Auffinden natürlich sehr erleichtert, benutzt werden. Unter den zahlreichen im Lauf der Zeit empfohlenen Färbungen hat bisher die von Schaudinn und mir zuerst erprobte Eosinazurfärbung in der später von Giemsa selbst scharf präzisierten Form den ersten Platz behauptet und wird in der Tat von keiner neueren Methode übertroffen; in $^3/_4$ bis 1 Stunde gibt sie eine deutliche, charakteristische und differential-diagnostisch nicht unwichtige Rotfärbung der Syphilisspirochäte. Modifikationen, welche durch Erwärmung schon nach wenigen Minuten eine ausreichende Färbung bewirken, haben Róna-Preis und Berger empfohlen. Auch Marino-Blau oder heiße Gentianaviolettlösung (Herxheimer) sind brauchbar und von einer Reihe von Autoren mit gutem Erfolg

---

[1]) Für klinische Zwecke empfehlenswerter.

[2]) Statt Osmiumsäure kann auch das billigere Formalin gewählt werden.

verwandt worden. In sehr dünnen eiweißarmen — ev. mit physiologischer Kochsalzlösung versetzten — Ausstrichen gibt die Löfflersche Geißelfärbung ausgezeichnete Resultate und zugleich die beste Darstellung der von Schaudinn entdeckten „Geißeln". Für die Imprägnierung der Spirochaeta pallida im Schnitt ist die zuerst von Bertarelli und Volpino angegebene, etwa der v. Ermenghemschen Geißelfärbung entsprechende Methode nicht sehr empfehlenswert, da sie zu unsicher ist und leicht Niederschläge entstehen läßt. Auch ihre zweite Methode (Imprägnierung im Stück) erfreut sich nicht weiterer Verbreitung, obwohl sie in der Hand Bertarellis und einiger anderer Autoren, wie ich aus eigener Erfahrung weiß, ganz ausgezeichnete Resultate gibt. Am beliebtesten ist die von Levaditi erprobte Modifikation der Ramón-y-Cajalschen Methode, die besonders für innere Organe, aber auch für die Haut Vorzügliches leistet. Hautstücke (Primäraffekte, Papeln usw.) und Drüsen werden meiner Erfahrung nach besser nach der zweiten, von Levaditi und Manouélian aufgefundenen Argentum-Pyridin-Methode behandelt, da hierbei die Gewebsfasern nicht so dunkelbraun werden, und auch die Spirochäten sich zarter imprägnieren und Einzelheiten des Baues besser erkennen lassen. Eine Nachfärbung der Schnitte ist nicht nötig, aber sehr gut ausführbar und für das Studium der intrazellularen Lagerung anzuraten; am empfehlenswertesten erscheint mir von allen angegebenen Lösungen noch das Unnasche polychrome Methylenblau, welches auch die in den syphilitischen Wucherungen so zahlreichen Plasmazellen bei richtiger Differenzierung mit Glyzerinäther neben den Spirochäten gut zur Darstellung bringt. Für das eingehendere Studium der Beziehungen zwischen den Spirochäten und den einzelnen Gewebsbestandteilen verdient der Vorschlag Versés Beachtung, wonach von den in der Serie einander folgenden Schnitten einige durch konzentrierte Natriumthiosulfatlösung völlig entsilbert und dann mit den gewöhnlichen Gewebsfärbungen behandelt werden.

Auf diese kurze Aufzählung der wichtigsten Methoden muß ich mich hier beschränken, indem ich bezüglich der genaueren Schilderung auf den Anhang verweise, und gehe nun zur Darstellung der Untersuchungsergebnisse über.

II. Ergebnisse der verschiedenen Untersuchungsmethoden.

a) Frische Untersuchung.

Im frischen Präparat zeichnet sich die lebende Spirochaeta pallida durch ihre Zartheit und ihr geringes Lichtbrechungsvermögen aus und ist weit schwerer wahrnehmbar als die übrigen an den Genitalien, im Munde und auf Karzinomen vorkommenden gröberen Spirochätenarten. Um sie zu finden, suche man die Ränder von Erythrocyten, an welche sie sich oft mit einem Ende anheftet, sorgfältig ab. Sie ist kaum $^1/_4$ μ dick und besitzt zahlreiche (durchschnittlich acht bis zwölf) sehr regelmäßige enge und steile Windungen, deren Höhe nach den spitz auslaufenden Enden hin gewöhnlich etwas abnimmt. Ihre Länge kann in weiten Grenzen schwanken, mitunter werden Exemplare von wenigen, mitunter solche von 26 und mehr Windungen beobachtet. Durch Rotation um die Längsachse und eigenartige pendelnde Beugebewegungen, welche sie von den lebhafteren, sich aalartig schlängelnden gröberen Spirochäten leicht unterscheiden lassen, kann die Spirochaeta pallida sich vor- und rückwärts bewegen, steht aber, wenn sie sich mit einem Ende an eine Zelle angeheftet hat, oft lange an demselben Orte still, während sie rotiert und leichte seitliche Bewegungen ausführt. Im luftdicht abgeschlossenen Deckglaspräparat kann sie wochenlang beweglich bleiben, woraus auf ein sehr geringes oder fehlendes Sauerstoffbedürfnis geschlossen werden darf. Der Einfluß von Reagentien ist nur selten geprüft worden. Physiologische Kochsalzlösung und normales menschliches Blutserum beeinflussen nach v. Prowazeks und meinen Untersuchungen ihre Bewegungen nicht. In zwei Fällen sahen wir nach Zusatz des Serums unbehandelter Syphilitiker (6—8 Monate alte Erkrankung) eine Verringerung und später (nach ca. 2 Stunden) eine Sistierung der Bewegungen, wobei auch eine gewisse Neigung zur Agglomeration hervorzutreten schien[1]). Natürlich müssen diese an Zahl so geringen und schwierigen Versuche mit großer Vorsicht beurteilt werden und bedürfen der Bestätigung; auch sollten sie mit Serum von unter Quecksilberwirkung stehenden Syphilitikern wiederholt werden. Bei Glyzerin-

[1]) Zentralblatt für Bakteriologie, XXXVIII. Band, 1906 (Referate), S. 112 und Dermatol. Zeitschrift, Band XIII, S. 565.

zusatz sah Schaudinn die Spirochaeta pallida bald unbeweglich werden und entweder ihre korkzieherartige Form beibehalten oder aber sich strecken und zu einem kurzen Stab zusammenschrumpfen.

b) *Ausstrichmethode.*

1. Morphologie.

Im gefärbten Ausstrichpräparat zeigt die Spirochaeta pallida dieselben Formverhältnisse. Die Tiefe, Steilheit und Regelmäßigkeit der Windungen, die Feinheit des Fadens tritt auch hier deutlich hervor. Messungen an nicht deformierten typischen Exemplaren (Giemsafärbung) haben mir ergeben, daß bei einer Windungslänge von durchschnittlich 1—1,2 μ die Tiefe der Windungen 1—1,5 μ beträgt[1]); hierdurch und durch die Feinheit des Fadens (kaum $^1/_4$ μ) wird das charakteristische Bild der steilgewundenen „wie gedrechselten“ Spirale bedingt. Die Spirochaeta pallida besitzt eine nicht unbeträchtliche Elastizität, was schon daraus hervorgeht, daß sie bei vorsichtiger Präparation ihre korkzieherartigen Windungen beibehält, selbst wenn sie z. B. zwischen Erythrocyten und Deckglas eingeklemmt ist, und daß sie sich nicht platt der Ebene des Glases anlegt, während die anderen Spirochätenarten ihrer größeren Weichheit und Biegsamkeit halber weit wechselndere Form zeigen und sich dem Deckgläschen glatt anzuschmiegen pflegen. Bei Giemsafärbung ($^3/_4$ bis 1 Stunde) nimmt die Spirochaeta pallida eine charakteristische Rotfärbung an, während die übrigen Spirochäten gewöhnlich mehr bläulichrot gefärbt erscheinen. Schon bei dieser Färbung sind in recht dünnen Ausstrichen an den Enden lange Fäden, die von Schaudinn und Herxheimer zuerst beschriebenen „Geißeln“ zu sehen, welche, wie Schaudinn gezeigt hat, viel deutlicher durch die Löfflersche Geißelfärbung zur Darstellung gebracht werden. Sie finden sich an beiden Enden, sind außerordentlich dünn und bisweilen gewellt und haben nicht selten die Länge von 3—4 Windungen; mitunter sind an einem Pol zwei solcher Endfäden vorhanden; nie finden sich Geißelbüschel oder seitlich ansetzende Geißeln. Zur Erläuterung mögen vier Abbildungen dienen, welche nach Mikrophotogrammen von Schaudinn (Fig. 1) und mir (Fig. 2—4) angefertigt worden sind. Die

[1]) Dies Verhältnis zwischen Länge und Tiefe der Windungen $\left(\frac{1-1,2}{1-1,5}\right)$ findet sich bei den an der Oberfläche schmarotzenden Arten nicht.

erste gibt die langen Endfäden der Sp. pallida wieder, während Fig. 2 und 3 die entsprechenden Gebilde der von Prowazek und mir genauer untersuchten Balanitisspirochäte darstellt und Fig. 4 das Endstadium der Teilung in Gestalt von zwei noch durch einen langen Faden zusammenhängenden Exemplaren der gleichen Spezies zur Anschauung bringt. Eine undulierende Membran konnte bei der Spir. pallida nicht dargestellt werden, doch glaubt Schaudinn, an Exemplaren, die sich mit beiden „Geißeln" festgesetzt hatten, ihr Spiel im lebenden Zustand gesehen zu haben. Über die Natur dieser einstweilen am besten als „Endfäden" zu bezeichnenden Gebilde sind die Meinungen der Bakteriologen und Protozoenforscher noch geteilt; während die einen sie Bakteriengeißeln gleichstellen, halten die anderen sie für eine Verlängerung der Hüllsubstanz des Leibes, für Periplastfortsätze (s. Hoffmann und v. Prowazek, Zentr.-Bl. f. Bakteriol., Band XLI, S. 744).

2. Art der Vermehrung (andere Entwicklungsformen?).

Über die Art der Vermehrung gehen die Ansichten der Autoren ebenfalls noch weit auseinander. Nicht selten sieht man lange Exemplare, deren Faden in der Mitte eine Verdünnung zeigt (Fig. 5). Während viele Bakteriologen hieraus auf Querteilung schließen, sehen andere darin das Endstadium einer Längsspaltung; das Vorkommen von Exemplaren mit zwei Geißeln an einem Ende und von Y-förmigen Individuen, auf welche besonders Krzysztalowicz und Siedlecki hingewiesen haben, und die ich auch im Gewebsschnitt auffinden konnte, sprechen allem Anschein nach für diese Vermehrungsart[1]). Sonst wissen wir über den feineren Bau der Spirochaeta pallida nichts Sicheres. Man hat sich viel Mühe gegeben, Kerne in ihrem Faden darzustellen, und Herxheimer hat verschieden große Körnchen[2])

[1]) Einzelne Autoren haben auch Spaltung des Fadens inmitten seiner Länge beschrieben und deuten auch diese Bilder als Beginn einer Längsteilung. — Bei der Balanitis- und Mundspirochäte habe ich ebenso wie einige andere Autoren die Längsspaltung auch im frischen Präparat beobachten können; einmal sah ich an einem solchen Y-förmigen Exemplar den einen Schenkel sich aufrollen und nachher wieder entwickeln. Ähnliches habe ich bei der lebenden Spir. pallida bisher nicht beobachten können.

[2]) In manchen Spirochätenexemplaren bemerkt man bisweilen einzelne runde oder ovale dunkler gefärbte Körnchen, deren Natur aber noch nicht klar ist, und in deren Deutung man besonders vorsichtig sein muß,

im Spirochätenleib beschrieben, die er anfangs als Kerne, Blepharoblast und Centrosomen deuten zu sollen glaubte; wahrscheinlich ist aber die Kernsubstanz in Form feinster Chromidien diffus verteilt. Auch Endkörperchen, welche aber wohl durch Schleifenbildung, Aufrollung und Verklumpung des zarten Endfadens zustande kommen, sind von mehreren Autoren geschildert worden. Ich will auf diese für die Systematik außerordentlich wichtigen Fragen hier nicht näher eingehen, weil sie mir noch nicht genügend geklärt scheinen, und nur noch mit einigen Worten auf die Frage, ob die Spirochaeta pallida andere Entwickelungsstadien besitzt, zu sprechen kommen.

Einige Autoren haben gemeint, daß der Siegelsche Cytorrhyctes luis als ein Entwicklungsstadium der Spirochaeta pallida angesehen werden dürfe. Diese Ansicht ist indes völlig unberechtigt und widerspricht auch direkt den Angaben Siegels, der ja Spirochäten nur gefunden haben will, wenn „Fäulnis" eingetreten war, und ihnen jede Bedeutung für den syphilitischen Krankheitsprozeß abspricht; sie ist auch deshalb ausgeschlossen, weil nach den sorgfältigen Untersuchungen von Mühlens und Hartmann[1]) der sog. Cytorrhyctes auch im normalen Organismus vorkommt und jedenfalls von körpereigenen Zerfallsprodukten nicht unterschieden werden kann. Andere, besonders englische Forscher, wollen sogar auch größere cystenartige Körperchen mit der Spirochaeta pallida in Verbindung bringen. Mehr Beachtung verdienen die Angaben von Krzysztalowicz und Siedlecki, daß die Spirochaeta pallida neben einer ungeschlechtlichen auch eine geschlechtliche Fortpflanzung aufweise. Die ungeschlechtliche bestehe in Vermehrung durch die bereits erwähnte Längsspaltung; die geschlechtliche soll in folgender, am besten aus dem in Fig. 5 abgebildeten Schema hervorgehenden Weise verlaufen. Ein Teil der Spirochäten verwandelt sich ihrer Angabe nach in ein weniger gewundenes dickeres Gebilde, das einen größeren Kern und ein kleineres Körnchen (Blepharoblast) neben einer undulierenden Membran besitzt und als Trypanosoma luis bezeichnet wird;

weil körnige zum Zerfall führende Degeneration der Spir. pallida vorkommt. Bei Sp. buccalis und seltener auch refringens ist mitunter ein Kernstab nachweisbar. Vergl. v. Prowazek, Arb. a. d. kais. Gesundheitsamte, Bd. 23, S. 554 und Zentr.-Bl. f. Bakt., Bd. 41, S. 820 (mit mir).

[1]) Zentralblatt für Bakteriologie, Bd. XLI, Heft 1—4.

es ist als Makrogamet, also weibliche Form anzusehen und kann sich durch Längsteilung vermehren. Andere Spirochäten werden sehr lang und geben durch vielfache Teilung Anlaß zur Entstehung kurzer als Mikrogameten aufzufassender Gebilde; die Konjugation eines Mikrogameten mit der Trypanosomenform wollen die genannten Autoren beobachtet haben, die weitere Entwickelung nach der Befruchtung aber noch nicht haben erforschen können. Wären diese Beobachtungen richtig, so würden sie natürlich von größter Bedeutung sein, weil dadurch die Protozoennatur der Spirochaeta pallida erwiesen wäre. Nun sind aber diese Entwickelungsformen allem Anschein nach nur in Fällen von unbehandelter stark vernachlässigter Lues in ulzerierten, zum Teil sogar gangränösen Primäraffekten und Papeln beobachtet worden, und ich meine, daß da doch die Möglichkeit der Täuschung sehr nahe liegt, indem andere Spirochätenarten in den Kreis der Betrachtung mit hineingezogen worden sind. Ich möchte mich also diesen Angaben, obwohl sie von einem bekannten Protozoenforscher herstammen, äußerst skeptisch gegenüberstellen und sie für völlig unbewiesen erklären, zumal ein so scharfer Beobachter und so guter Kenner der Protozoen wie Schaudinn gerade die geringe Variationsbreite der Spir. pallida ausdrücklich hervorgehoben hat. Auch muß hier erwähnt werden, daß Bakteriologen von der Bedeutung eines Rob. Koch und Metschnikoff selbst an größeren Spirochäten, wie der Spir. Obermeyeri, keine Kerne zu erkennen vermochten, vielmehr der Ansicht sind, daß die von Borrel und Zettnow bei der Hühner- und Recurrensspirochäte dargestellten zahlreichen Geißeln, die von Protozoenforschern[1]) wieder als Periplastaufsplitterungen bzw. Myophane erklärt werden, ein direkter Beweis für die Bakteriennatur seien. Endlich ist auch der Umstand, daß nun in tertiär-syphilitischen Produkten, in welchen ein anderes Entwicklungsstadium noch am ehesten erwartet werden durfte, jetzt die Spir. pallida selbst gefunden worden ist, für diese Frage nicht ganz ohne Bedeutung. Auch für die von Löwenthal beschriebenen, von uns ebenfalls gesehenen stäbchen- und wurstförmigen Gebilde, welche bei Giemsafärbung in bläulichem Plasma rot gefärbte Kerne zeigen, hat sich der Beweis nicht liefern lassen, daß sie als Entwickelungsstadien der Spir. pall. zu

[1]) Vgl. v. Prowazek, Arb. a. d. kais. Gesundheitsamt, Bd. 32, S. 554.

betrachten sind. Schaudinn selbst hat angegeben, daß er bei der Spir. Obermeyeri ovale Körnchen kenne, welche vielleicht als Ruhestadien gedeutet werden könnten, und ähnliche Formen auch bei Syphilis gesehen habe; näheres darüber hat er aber nicht publiziert. Die interessante Angabe Herxheimers, daß die Zahl der Spirochaeten in den infektiösen Produkten nachts größer sei als am Tage, bedarf noch der Bestätigung an einem umfangreicheren Material.

Aus alledem ergibt sich, daß wir über Entwicklungsstadien der Spir. pall. noch nichts Bestimmtes wissen, und daß die Frage, ob dieser eigenartige Mikroorganismus zu den Protozoen oder den Bakterien gehört oder vielleicht eine Mittelstellung einnimmt, noch nicht gelöst ist. Die Meinungen der besten Protozoenkenner und der hervorragendsten Bakteriologen stehen sich hier unvermittelt gegenüber; aber die Lösung dieser schwierigen Frage ist erst von neuen morphologischen Untersuchungen und den Ergebnissen der Kultur zu erwarten. Meiner Meinung nach sprechen die Flexibilität des Spirochätenleibes und die Art der Teilung mehr für Schaudinns Auffassung, daß die Spir. pallida den Protozoen zuzurechnen ist[1]), ebenso wie der Umstand, daß bei größeren Arten (Sp. balbiani, buccal. ect.) eine undulierende Membran sich hat nachweisen lassen; auch würden die langen mitunter sich über Jahrzehnte erstreckenden Latenzperioden durch das Vorhandensein eines Ruhestadiums wohl am einfachsten erklärbar sein.

3. Vorkommen in verschiedenen Krankheitsprodukten.

Mit Hilfe der Ausstrichmethode ist die Spir. pallida, wie ich schon oben erwähnt habe, in fast allen Krankheitsprodukten der Syphilis nachgewiesen worden. Hierauf noch einmal näher einzugehen, erscheint mir überflüssig, da die sogleich zu schildernden Ergebnisse der Schnittmethoden uns ein weit besseres Bild von ihrer Zahl und Verteilung im Gewebe geben. Es sei

---

[1]) Außerordentlich interessant ist es, daß bereits C. Weigert, wie Rieder in seiner schönen Biographie dieses hervorragenden Forschers (1906, Verlag von Julius Springer in Berlin) auf Seite 77 mitteilt, Unterschiede zwischen den Bakterien und Rekurrensspirochäten aufgefallen sind, die er so präzisiert, daß er ersteren mehr die Eigenschaften der Kerne, letzteren mehr diejenigen des Protoplasmas zuschreibt.

nur hervorgehoben, daß die Spir. pall. mittels der Ausstrichmethode in allen Exanthemformen (auch in Gummen) nachgewiesen ist, daß sie aber im Blut selbst während der Eruptionsperiode nur selten gefunden wurde, daß sie in der Spinalflüssigkeit[1]) auch bei frischer Lues alle Autoren bis auf Dohi und Tanaka vermißten, und daß ferner Sperma und Milch bisher ohne Erfolg untersucht worden sind. Interessant und nicht unwichtig ist der Befund im Urinsediment bei sekundärer syphilitischer Nephritis. Für die ätiologische Bedeutung beweisend ist der bereits erwähnte schöne Befund Krückmanns in ganz jungen Irispapeln während der Frühperiode; auch der von mir erbrachte Nachweis typischer Exemplare in eben entstandenen geschlossenen Impfpapeln von Affen, die mit dem unter allen Kautelen entnommenen Blut Syphilitischer geimpft waren, ist in dieser Hinsicht von Wichtigkeit. Bei kongenitaler Syphilis scheinen mir Untersuchungen des Nasensekrets (spez. bei Coryza), ferner der Fäzes, des Urins und des Schweißes in größerem Umfange als bisher erwünscht zu sein.

c) Darstellung im Gewebe.

Bevor ich nun dazu übergehe, die Ergebnisse der Gewebsuntersuchungen bei der akquirierten, kongenitalen und experimentellen Syphilis zu schildern, muß ich einem erst in jüngster Zeit von Saling und Schulze wieder erhobenen Einwand, daß die „Silberspirochäten“ nichts anderes als Nervenendfibrillen und andere Gewebsbestandteile seien, begegnen. Man sollte einen solchen Einwand, der etwa auf derselben Höhe steht, wie der früher gemachte, daß die im Ausstrich dargestellten Spirochaeten aus der Giemsalösung stammten, nicht für möglich halten, nachdem schon Bertarelli in seiner ersten Arbeit und nach ihm viele andere sich diesen Einwurf selbst gemacht und ihn mit guten Gründen zurückgewiesen haben. Die völlig negativen Ergebnisse zahlreicher Kontrolluntersuchungen an nicht syphilitischen Erwachsenen, Kindern und Föten, das Vorkommen versilberter, völlig frei gelegener Spirochäten mitten im Lumen von Lymph- und Blutgefäßen, Bronchien, Drüsen

[1]) Ich habe mit Spinalflüssigkeit eines an sehr starkem papulösen Syphilid leidenden Mannes einmal einen geringfügigen, aber deutlich positiven Impferfolg beim Affen erzielt (Zentralblatt für Bakteriologie, Bd. 38 (Referate), S. 109.

usw. machen diesen Einwand ohne weiteres hinfällig, und für ein histologisch einigermaßen gut geschultes Auge ist es im allgemeinen wirklich nicht schwer, Nervenfibrillen und Spirochäten voneinander zu unterscheiden[1]).

1. Akquirierte Syphilis.

Bei der akquirierten Lues sind am häufigsten Primäraffekte und Genital- und Analpapeln, seltener Lymphgefäße und Drüsen, die verschiedenen Hautsyphilide und ganz vereinzelt erst innere Organe untersucht worden. In Primäraffekten ist die Spir. pallida von Levaditi und Manouélian, Burnet und Vincent, Wolters, Ehrmann und anderen nachgewiesen und ihre Lagerung und Beziehung zu den einzelnen Gewebsbestandteilen festgestellt worden; auch ich habe eine größere Anzahl jüngerer und älterer genitaler und extragenitaler Primäraffekte untersucht. Zunächst sei hervorgehoben, daß die Zahl der Spirochäten an einzelnen Stellen eine ganz enorme ist, während an anderen nur wenige Exemplare vorhanden sind[2]). In der ober-

[1]) In der Kaninchencornea habe auch ich bisweilen feine gewellte Nervenfädchen gesehen, die bei flüchtiger Betrachtung wohl zu Täuschungen Anlaß geben könnten; auch in anderen Organen, z. B. der Nebenniere, begegnet man mitunter solchen Gebilden. Man muß eben auch hier für die Stellung der Diagnose den Nachweis charakteristisch gewundener Exemplare verlangen, um vor falschen Schlüssen sicher zu sein. Es ist das gerade so wie bei der Ausstrichmethode, wo auch gewellte Fibrinfäden und Kernschlieren den Spirochäten mitunter einigermaßen ähnlich erscheinen, aber den vorsichtigen und kritischen Untersucher doch nicht täuschen können. Die Schlüsse, welche Saling in seiner Arbeit (Zentralblatt für Bakteriologie, Bd. XLI) zieht, sind geradezu unbegreiflich; wer auch nur ein gutes Präparat eines Primäraffekts gesehen hat, wo im Bereich des Infiltrats und seiner näheren Umgebung Tausende von Spir. pall. dicht gedrängt und in wahren Zöpfen liegen, während das gesunde Gewebe in etwas weiterer Entfernung völlig frei ist, wird zugestehen müssen, daß da von Nervenfibrillen nicht die Rede sein kann. — Weiteres zu dieser Serie von Arbeiten, die uns erst den „Cytorrhyctes luis", dann die „Giemsa-" und schließlich die „Silberspirochäte" beschert haben, hinzuzufügen, erscheint mir überflüssig, da inzwischen Levaditi sie in Nr. 42 der Berliner klinischen Wochenschrift einer vernichtenden Kritik unterzogen hat.

[2]) Von 2 dicht aneinander liegenden Sklerosen der Bauchhaut unweit des Nabels, welche sich in ihrer klinischen Beschaffenheit durch nichts unterschieden, enthielt die eine zahlreiche Spir. pall., die andere in dem bisher untersuchten Teil keine.

flächlichen Schicht sind sie gewöhnlich spärlich und nur in den gewucherten von Wanderzellen durchsetzten Retezapfen an der Peripherie manchmal in größerer Zahl zu finden. Im Bereich des Infiltrats liegen sie in den Gewebsspalten mitunter in dichten Zöpfen und finden sich besonders zahlreich in den gequollenen Bindegewebsbündeln zwischen den Fibrillen[1]) und in der Wandung der Lymphgefäße und Venen, selten auch der Arterien; die Lymph- und Blutkapillaren sind oft von einem außerordentlich dichten Filz von Spirochäten umgeben, auch in der Umgebung des Infiltrats. Im Bindegewebe schmiegen sich die Spirochäten dem Verlauf der kollagenen Fibrillen genau an und sind hier häufig mehr gestreckt und mitunter geknickt; auf Querschnitten solcher Bündel erscheinen sie als in Gruppen angeordnete, feine schwarze Punkte.

Während sie in den von Zellen und mitunter auch Thromben erfüllten stark erweiterten Lymphbahnen sehr zahlreich und oft in Haufen (agglomeriert) vorhanden sind, findet man sie im Lumen der Blutgefäße, auch wenn die Wandung dicht von ihnen durchsetzt ist, nur in auffallend spärlicher Zahl; es hat, wie mehrere Autoren übereinstimmend hervorheben, den Anschein, als ob das Blut den Spirochäten einen Widerstand entgegensetzte. Andererseits sind einzelne Exemplare aber schon in jungen Primäraffekten im Lumen der Venen zu finden, woraus hervorgeht, daß neben dem Fortschreiten der Spirochäten in den Lymphgefäßen schon früh (in meinen Präparaten frühestens fünf Wochen nach der Infektion) ein Übergang in die Blutbahn stattfindet.

Die Untersuchung des Primäraffektes bietet deshalb ein besonders großes Interesse, weil er ja die Eingangspforte und zunächst den hauptsächlichsten Wucherungsherd des Virus darstellt, und weil hier die Wirkung auf die einzelnen Gewebselemente und die Verbreitungswege der Spirochäten am besten erkannt werden können. In Übereinstimmung mit den Erfahrungen der klinischen Beobachtung und der histologischen Forschung lehren die bisherigen Untersuchungen, daß die Lymph-

[1]) Eine ähnliche Lagerung zeigen nach den mir von Prof. Róna übersandten Präparaten auch die bei Nosocomialgangrän usw. vorkommenden und ins Gewebe eindringenden gröberen diesen Prozeß begleitenden Spirochäten; vielleicht suchen diese anaeroben Parasiten die genannten Stellen mit Vorliebe auf, weil sie besonders sauerstoffarm sind.

spalten und Lymphbahnen es sind, in denen die Spirochäten sich vermehren und zunächst in die Tiefe wandern. Aus ihnen scheint erst die Einwanderung in die Bündel des kollagenen Bindegewebes und später in die Wandungen der Venen und Blutkapillaren zu erfolgen; auch der Übertritt einzelner Exemplare in die Blutbahn beginnt schon in ganz jungen Sklerosen[1]). Eine wichtige von Ehrmann gefundene und von mir bestätigte Tatsache ist, daß bei Sklerosen des Präputium und der Penishaut mitunter schon eine Wanderung der Spirochäten in Nervenstämme, wo sie nicht nur im Peri-, sondern auch im Endoneurium gelegen sind, festzustellen ist. Gewöhnlich liegen die Spirochäten zwischen den Zellen des Infiltrats, vielfach aber hat man auch den Eindruck, als ob sie z. T. in das Protoplasma hineinreichen. Levaditi und Ehrmann machen für das Verschwinden der Spirochäten die Phagocytose verantwortlich, und besonders Ehrmann hat Degenerationsformen innerhalb der Lymphgefäße, Bindegewebszellen und Leukocyten beschrieben und glaubt, daß die Spontanheilung der Sklerose auf diese Weise zustande komme.

Im dorsalen Lymphstrang hat Ehrmann die Spir. pallida gleichfalls nachgewiesen. Mir ist dieser Nachweis in einem großen Lymphgefäß des Präputium unterhalb einer Sklerose ebenfalls geglückt; die Spirochäten liegen hier nicht nur im Lumen, sondern auch in der Wand und zwar zum Teil den Endothelzellen dicht angeschmiegt und parallel gelagert, zum Teil zwischen den kollagenen und muskulären Fasern der von Rundzellen durchsetzten Wand, vereinzelt auch in den Vasa vasorum; die meisten Parasiten zeigten in meinem Falle ihre charakteristische Gestalt und Windungsform, während Ehrmann größtenteils deformierte Exemplare fand.

Von Interesse ist die Verteilung der Spir. pallida in den nässenden Genital- und Analpapeln, weil ja diese Bildungen hauptsächlich neue Infektionen vermitteln. Sie finden sich hier, wie bereits Bertarelli gezeigt hat, oft in enormen Massen, aber auch nicht gleichmäßig verteilt. Manchmal sieht man sie in großer Zahl fischzugartig von den Papillenköpfen aus das von Zellen und Lücken durchsetzte Rete durchwandern, wobei

[1]) Wie ja auch aus meinem Impferfolg mit Blut drei Wochen vor Ausbruch der Roseola (Deutsche med. Wochenschrift. 1906. Nr. 13) hervorgeht.

man den Eindruck gewinnt, als ob sie in Massen der Oberfläche zustreben; mir scheint dies ein Vorgang zu sein, dessen die Natur sich bedient, um neue Infektionen, also Übertragung auf ein anderes Individuum, zu vermitteln. Im Rete liegen die Spirochäten in den Interspinalräumen, in den Papillen und den oberen Cutisschichten vor allem in den Gefäßwänden und deren Umgebung und im Bindegewebe; auch im Lumen der Blutgefäße sind sie mitunter zu treffen.

In den oberen Epithelschichten, selten auch tiefer, können neben der Spir. pallida auch gröbere Formen (Sp. refringens) vorkommen, die sich gewöhnlich auch bei der Silberimprägnierung leicht als solche erkennen lassen.

Bei verschiedenen Exanthemformen sind die Syphilisspirochäten bereits nachgewiesen worden, so in Roseolen von Veillon und Girard; sie liegen hier in den erweiterten Endkapillaren der Papillen und in ihrer nur von spärlichen Zellen durchsetzten Umgebung und finden sich auch in einigen subpapillaren Gefäßen, während die tieferen Schichten frei sind. Im papulösen Syphilid sind sie zuerst von Levaditi, in der krustös werdenden Papel von Ehrmann und im orbikulären Syphilid von mir nachgewiesen worden; hier finden sie sich besonders im Rete innerhalb der auch von Leukocyten durchsetzten interspinalen Räume und vor allem in den tieferen Schichten der Epidermis und an der Peripherie der Effloreszenzen; in den Papillen liegen sie wieder in der Nähe der Gefäße. Auffallend ist, daß — wie ich zuerst hervorgehoben habe — das Pigment in der Epidermis, soweit die Spirochäten vorgedrungen sind, fehlt oder doch stark vermindert ist; diese Wirkung der Spir. pallida ist für die Entstehung des Leukoderms bedeutungsvoll[1]).

[1]) Das Leukoderm, welches ja gewöhnlich nur am Halse, seltener auch an den vorderen Achselfalten usw. und ganz ausnahmsweise universell auftritt, besteht aus zirkumskripten depigmentierten Flecken, welche wohl von einem stärker pigmentierten Ring umgeben, aber außerdem auf einer diffus und im ganzen intensiver gebräunten Hautpartie verteilt sind. Die Depigmentierung ist gewiß Folge einer örtlichen Wirkung der in der Epidermis und im Papillarkörper gelegenen Spirochäten bzw. ihrer Leibesgifte, wahrscheinlich auch der stärker pigmentierte Ring am Rande, da die peripher fortschreitenden Spirochäten wohl zunächst eine Zunahme und dann erst bei intensiverer Wirkung einen Schwund bewirken können; ob aber auch die diffuse Braunfärbung der

Interessant wird es sein, durch nähere Untersuchung zu erforschen, ob nicht die so charakteristische Alopecia specifica auch eine Folge der in die Haarwurzel eindringenden Spirochäten sein kann; daß dieser Haarausfall, wie vielfach angegeben wird, durch den Druck des Infiltrats, also auf rein mechanische Weise, zustande kommen soll, will mir nicht recht einleuchten; ich glaube, daß die Spir. pallida selbst ihn verursacht (oder ihre Gifte) und zwar entweder durch Eindringen in die Haarpapille (und ihre Gefäßwände) oder auch durch Einwanderung in die Haarzwiebel und Wurzelscheiden.

Von besonderer Wichtigkeit ist ihr Nachweis in tertiären Syphiliden, in deren Randzone Feldmann und ich[1]) nach langem Suchen ganz vereinzelte Exemplare aufzufinden vermochten, während gewöhnlich vergeblich danach gefahndet worden ist. Neuerdings hat Blaschko sie in Skrotalpapeln, die 16 Jahre nach der Infektion auftraten, darstellen können. In den Lymphdrüsen ist die Zahl der Spirochäten nach den Angaben der meisten Autoren gewöhnlich gering, nur mir ist der Nachweis größerer Mengen in einem Falle gelungen. Ich fand sie vor allem im trabekulären Bindegewebe und der Wand der Lymph- und Blutgefäße, besonders in der Nähe des Randsinus; auch im Lumen der Lymphgefäße, sehr vereinzelt auch in der Kapsel und im Randsinus ließen sie sich nachweisen. Das lymphatische Gewebe enthält auch nach meiner Erfahrung nur in der Peripherie der Follikel spärliche Spirochäten.

Auch über maligne Lues liegen bereits einige Untersuchungen vor, aus denen hervorzugehen scheint, daß, während die Spirochäten anfangs (in den Pusteln) in großer Zahl vorhanden sind, sie später in den ulzerösen Herden gewöhnlich nur spärlich sich finden, so daß der Schluß wohl erlaubt ist, daß diese bösartigen Formen nicht durch die größere Zahl der Spirochäten, sondern durch die Art der Reaktion des Organismus, durch seine geringe Widerstandsfähigkeit, bedingt werden.

Halshaut auf lokaler Wirkung der Spirochäten beruht, erscheint mir zweifelhaft; vielleicht ist es nicht unmöglich, daß sie durch Fernwirkung von den Nebennieren her, für welche ja die Spir. pallida eine besondere Vorliebe zu haben scheint, zustande kommt.

[1]) Auch Doutrelepont hat, wie er in Bern mitgeteilt hat, positive Befunde in Schnittpräparaten erhoben (gemeinsam mit Grouven).

Von größtem Interesse sind die allerdings erst in kleiner Zahl vorliegenden Befunde in inneren Organen Erwachsener. Bei einem während der sekundären Periode etwa ein halbes Jahr nach der Infektion verstorbenen Manne, der gleichzeitig an wenig vorgeschrittener Lungentuberkulose litt und an einer Hirnblutung zugrunde ging, fanden sich die Nebennieren sklerosiert und infiltriert, aber frei von Tuberkulose. In der verdickten Kapsel waren sehr spärliche Spir. pallidae nachweisbar, ziemlich zahlreiche dagegen in der Rindenschicht, wo sie teils im Bindegewebe, teils zwischen und in den vielfach vakuolisierten Zellen besonders der Zona fascicularis in unregelmäßiger Verteilung gelegen sind. Vielfach erscheinen sie granuliert und in körnigem Zerfall begriffen. Sonst ließen sich in keinem Organ, auch nicht in den Skrotalpapeln — Patient hatte eine Hg-Kur ca. $1^1/_2$ Monate vor dem Tode beendet —, Spirochäten nachweisen.

Wichtig ist ferner ein Befund Schaudinns, der nach langem Suchen in der Randzone eines Lebergummi typische Spir. pallidae fand; eine genauere Mitteilung darüber hat er nicht mehr machen können.

Von großem Interesse ist es ferner, daß Reuter und Schmorl bei der Hellerschen Aortitis und Benda bei Arteriitis cerebralis Spir. pallidae nachweisen konnten. Reuter hat seinen Befund genauer geschildert und durch Mikrophotogramme erläutert; in seinem Falle lagen die Spirochäten in den Intimawucherungen zwischen den Fibrillen eingebettet, zumal an denjenigen Stellen, an denen regressive Veränderungen fehlten. Benda konstatierte in der äußeren Schicht der Media und in der Adventitia ziemlich zahlreiche z. T. typisch gewundene, z. T. gestreckte und körnige Exemplare der Spir. pall. im Bereich des Krankheitsherdes und noch mehr in dem an ihn grenzenden noch unveränderten Bindegewebe[1]).

Von besonderer Bedeutung ist endlich ein Befund Queyrats, der (mit Levaditi) in durch Autoinokulation hervorgerufenen Syphilomen, welche er mit dem Sekret von höchstens seit 15 Tagen bestehenden Primäraffekten zu erzeugen vermochte, zahlreiche Spirochaetae pallidae sowohl zwischen den Epidermiszellen als auch in der Umgebung der Blutgefäße innerhalb der Cutis nachgewiesen hat.

[1]) Wie ich einer brieflichen Mitteilung entnehme.

Damit habe ich in großen Zügen die bisherigen Befunde bei der akquirierten Lues geschildert und will nun in aller Kürze die Verhältnisse bei der kongenitalen Syphilis erörtern.

2. Kongenitale Syphilis.

Hier liegen bereits außerordentlich zahlreiche Untersuchungen der verschiedensten Autoren vor, welche dartun, daß nicht nur bei während der Geburt und kürzere oder längere Zeit danach verstorbenen Kindern, sondern auch bei mazerierten Früchten die Spirochaeta pallida in großer Zahl in den verschiedensten Organen vorkommen kann. Selbst bei so weit vorgeschrittener Mazeration, daß histologisch keine Struktur mehr zu erkennen ist, können, wie besonders Simmonds gezeigt hat, die Spirochäten wohl erhalten und in großer Zahl in Leber, Darm usw. und vor allem im Knochenmark vorhanden sein, so daß man bisweilen gradezu von einer Überschwemmung der Organe mit Spirochäten sprechen kann. Der Prozeß der Autolyse[1]), dem die verschiedenen Gewebe bald zum Opfer fallen, und auch der Mangel an Sauerstoff ist ihrer Erhaltung und wohl auch ihrer Vermehrung anscheinend nicht hinderlich.

Zum Studium der Beziehungen der Spirochäten zu den einzelnen Organen und Geweben sind natürlich nur wohlerhaltene Föten und Neugeborene oder frische Kinderleichen geeignet. Je nach dem Grade der Erkrankung sind die Spirochäten hier in sehr verschiedener Zahl vorhanden. Sehr reichlich sind sie gewöhnlich in Leber, Lungen, Nebennieren und Hautblasen; aber auch im Darm, Magen, Pankreas, Herz, Knochen und vielen anderen Organen sind sie oft in großer Zahl zu finden. Auch hier liegen sie im Bindegewebe, den Gefäßwandungen und zwischen den Epithelzellen, jedoch dringen sie auch in die Parenchymzellen der Leber, Niere, Nebenniere usw. ein und können darin lange Zeit wohlerhalten bleiben oder auch körnigen Zerfall zeigen (Levaditi).

Die Leber enthält meist ungeheure Massen von Spirochäten und zwar um so mehr, je frischer die Erkrankung ist, während

[1]) Einige Autoren haben gemeint, daß es sich hierbei um „Fäulnis" handele, und daß deshalb diese Befunde nicht beweisend seien. Das Vorkommen zahlreicher Spir. pall. in mazerierten unmittelbar nach der Geburt in Formalin gebrachten Früchten ist gerade außerordentlich beweisend für die ätiologische Bedeutung der Spir. pallida; von Fäulnis kann hier natürlich nur ein ganz Unkundiger sprechen.

bei bereits eingetretener Cirrhose das Bindegewebe weit spärlichere oder gar keine Parasiten mehr aufweist. Dagegen bleiben die Spirochäten im Innern[1]) der Leberzellen auch bei stark vorgeschrittener Erkrankung erhalten. Auch im Gallengangepithel, in den Blut- und Lymphgefäßen sind sie gefunden worden; in den Wandungen der Blutgefäße, besonders der Venen, sind sie gewöhnlich sehr reichlich, seltener finden sie sich auch im Lumen. Der große Reichtum der Leber an Spirochäten wird von den meisten Autoren wohl mit Recht darauf zurückgeführt, daß die Leber das von der Placenta kommende Blut zunächst erhält, und die Parasiten sich hier zuerst ansiedeln und vermehren; es wäre außerordentlich wichtig, bei jungen Föten den Nachweis zu versuchen, ob die Spirochäten anfangs allein in der Leber vorhanden sein können. Versé konnte sie auch in der verdickten Wand der Gallenblase nachweisen. Außerordentlich zahlreich sind sie ferner in der Lunge, besonders bei weißer Pneumonie, zu finden; außer im Bindegewebe und in den Gefäßwandungen kommen sie hier im Lumen der Alveolen in und zwischen abgestoßenen Epithelien und Rundzellen vor; die in den Zellen („Makrophagen“) gelegenen Parasiten können nach Levaditi oft alle Zeichen der Degeneration bis zum körnigen Zerfall aufweisen; die kleinen Bronchien sind vielfach von einem dichten Filz von Spirochäten umgeben, welche das Zylinderepithel in reicher Zahl interzellular durchsetzen und im Lumen sich anhäufen[2]). In ähnlicher Weise durchdringen sie, nicht selten in hellen Haufen, das Darmepithel und werden dann im Darminhalt bzw. Meconium gefunden. Im Darm sowohl wie im Magen bevorzugen sie die Muscularis, zwischen deren Fasern sie oft in außerordentlich großer Zahl und fast stets parallel der Faserrichtung gelegen sind. In verblüffender Menge sind sie oft in den Nebennieren vorhanden und besonders in den Septen und der Rinde angehäuft; ihre intrazelluläre Lagerung in

[1]) Diese Lagerung wurde von Gierke auch an Zupfpräparaten nachgewiesen.

[2]) Neuerdings haben Babes und Mironescu sehr zahlreiche Spir. pallidae in umschriebenen Knotenbildungen (Frühsyphilomen) der Lunge und Leber von bald nach der Geburt verstorbenen Kindern nachgewiesen. Die Parasiten sind hier auf die Knoten beschränkt und liegen in der Lunge vor allem innerhalb der Lumina der Alveolargänge, in der Leber dagegen besonders innerhalb der z. T. riesenzellenartig veränderten Leberzellen.

den Rindenzellen ist hier nicht zu bezweifeln. Die Nieren enthalten mitunter reichliche, meist aber nur spärliche Spirochäten, die im Bindegewebe, den Gefäßen und zwischen, bisweilen auch in den Epithelien (Levaditi) sich finden. Auch in den Wänden der großen Gefäße, der Aorta, der Vena azygos usw. sind sie vorhanden und zwar sowohl in der Intima als auch in den übrigen Schichten. Im Herzmuskel sind sie bei Myokarditis, aber auch ohne eine solche, in großer Zahl im Bindegewebe, den Gefäßwänden und zwischen und bisweilen auch in den Muskelfasern (Entz), meist deren Verlauf folgend, gefunden worden. Die lymphatischen Apparate, Milz und Thymus enthalten nach den Angaben der meisten Autoren gewöhnlich spärliche Spirochäten, die dann hauptsächlich in den Gefäßwandungen und in Bindegewebszügen vorhanden sind; mitunter allerdings enthält die Milz auch große Mengen von Parasiten wie z. B. in Buschkes erstem Fall. Im Knochenmark[1]) finden sie sich oft in größerer Anzahl; bei der Osteochondritis specifica sind sie im Mark und im angrenzenden Periost von Bertarelli u. a. nachgewiesen worden. Sehr zahlreich kommen sie im Inhalt der Pemphigusblasen vor, wo sie dichte Zöpfe bilden können; in der Epidermis und den Papillenköpfen sind sie hier in größerer Zahl als in der Cutis, wo sie auch in die Schweißdrüsen und die Haarbälge dringen, zu finden; in Hautpapeln liegen sie ähnlich wie bei der akquirierten Lues. Interessant ist ihr Vorkommen im Hoden und Ovarium; im Hoden hat sie Schneider in einem Fall von Orchitis im interstitiellen infiltrierten Gewebe, zwischen den Epithelien der Hodenkanälchen und auch in deren Lumen gefunden, im zugehörigen Nebenhoden nur vereinzelt im Zwischengewebe. Im Ovarium eines 7monatl. Fötus hat Wolters sie dargestellt; in einem mir überlassenen Präparat liegen sie im Gefäßbindegewebe, dringen aber bis an die Ovula vor und mitunter sogar ins Innere des Protoplasma[2]). Endlich sei erwähnt, daß sie auch im Ösophagus, im Pankreas (hier mitunter sogar in großer Zahl), der Thyreoidea und im Gehirn, Rückenmark, den Nerven und der Cornea nachgewiesen worden sind.

---

[1]) Besonders bei mazerierten Föten scheinen sie hier sich lange zu erhalten.

[2]) Dieser Befund ist an anderen Präparaten desselben Falles unabhängig von mir auch von Wolters gemacht worden. — Für die Spir

Schlimpert, der die Spir. pall. auch im Epithel der Tonsille, in der Rachen-, Wangen- und Zungenschleimhaut dargestellt hat, betont ebenso wie andere Autoren mit Recht, daß dieser Parasit sowohl Zylinder- wie Plattenepithel interzellular zu durchwandern vermag und in den Se- und Exkreten (Urin, Galle, Mekonium, Bronchial-, Rachensekret usw.) vorhanden sein kann.

In der Placenta hat man sie nur in einem kleinen Teil der Fälle und in diesen meist auch spärlich gefunden; in mir zugänglichen Präparaten liegen sie in oder unmittelbar an den Gefäßwänden; in der Nabelschnur sind sie in der Wand der Vene und der Arterien, mitunter auch im Venenblut und der Whartonschen Sulze nachgewiesen worden.

Dieser kurzen Skizzierung der bisher erhobenen Befunde sei noch hinzugefügt, daß von zahlreichen Autoren auch Kontrolluntersuchungen (von Simmonds allein 26) gemacht worden sind, und daß bei nicht syphilitischen Föten, Neugeborenen oder Kindern die Spirochaeta pallida nie gefunden worden ist.

3. Experimentelle Syphilis.

Auch in den Primäraffekten der Affen sind die Spirochäten von Levaditi und Manouélian fast konstant nachgewiesen worden; sie liegen hier ähnlich wie im menschlichen Primäraffekt, nur sind sie bei niederen Affen — auch nach meiner Erfahrung — spärlicher. Zahlreicher scheinen sie beim Schimpansen zu sein, wo sie nach Levaditi auch in den regionären Lymphdrüsen vorkommen; in inneren Organen von anthropomorphen und niederen Affen ist ihr Nachweis Levaditi nicht geglückt[1]).

Schließlich ist es Bertarelli gelungen, die Spirochaeta pallida nach Einbringung syphilitischen Materials in die vordere Augenkammer des Kaninchens in der erst nach mehrwöchiger Inkubationszeit erkrankten Cornea darzustellen. Typisch ge-

---

gallinarum hat Levaditi den Nachweis erbracht, daß sie bei auf der Höhe der (akuten) Krankheit getöteten Hennen auch im Innern der Ovula, die dann neben den Parasiten in der Randzone eingewanderte Leukocyten enthalten, gelegen sein kann. Ob solche Eier noch befruchtungsfähig sind, muß aber wohl bezweifelt werden. (Annales de l'Institut Pasteur, Bd. XX, Juli 1906, S. 593.)

[1]) Wohl aber hat Zabolotny sie in innern Organen (Milz) von niedern Affen (Cynocephalus babuin) nachweisen können; er hat seine Präparate auf dem Berner Kongreß demonstriert.

wundene Exemplare liegen hier außerordentlich scharf erkennbar und oft in verblüffend großer Menge zwischen den Corneallamellen, während Iris und Sklera frei zu sein scheinen; Greeff und ich (bei Skarifikation der Cornea) haben dieses Ergebnis in je einem Falle bestätigen können[1]).

Daß diese Tatsachen nicht eine Bestätigung der Siegel-Schulzeschen Versuche darstellen, ergibt sich ganz abgesehen von dem Spirochätenbefund schon aus dem Vorhandensein der längeren für Syphilis charakteristischen Inkubationszeit, der verschiedenen Lokalisation und dem Fehlen allgemeiner Erscheinungen[2]).

Wenn ich nun noch hinzufüge, daß die Züchtung bisher weder unter aeroben noch anaeroben[3]) Bedingungen gelungen ist, und daß auch die Publikation von Leuriaux und Geets, welche aus Spinalflüssigkeit die Spirochaeta pallida und allerlei andere als Entwicklungsstadien gedeutete Gebilde gezüchtet haben wollen, hieran nichts ändert, so glaube ich, eine annähernd vollständige Zusammenstellung der bisher bekannt gewordenen Tatsachen gegeben zu haben, und komme nun dazu, auf Grund dieser Erfahrungen die Beantwortung einiger wichtiger Fragen zu versuchen.

D. Schlußfolgerungen.

Die erste Frage, die sich uns entgegenstellt, ist die, ob die Spirochaeta pallida jetzt unzweifelhaft als der so lange vergeblich gesuchte Erreger der Syphilis angesehen werden darf.

I. Ätiologische Bedeutung.

Diese Frage war eigentlich schon durch die dritte Arbeit von Schaudinn und mir entschieden worden; konnten wir doch schon damals (im Mai 1905) das konstante Vorkommen der Spirochaeta pallida nicht nur in offenen syphilitischen Krank-

[1]) Andere Autoren (Scherber) haben zwar eine Keratitis erzeugen, aber nicht die Spir. pall. auffinden können. Neuerdings berichtet Bertarelli, daß ihm die Impfung von Kaninchen zu Kaninchen in Serien gelungen ist (positiver Spirochätenbefund); in anderen Organen fehlten die Spirochäten; subdurale Impfung gelang nicht.

[2]) Vgl. meinen Bericht in der Dermatol. Zeitschr. Bd. XIII, S. 563.

[3]) Noeggerath und ich haben in dieser Richtung einige ergebnislose Versuche gemacht. Die auch von uns versuchte Anreicherung der Spirochäten in Gewebsstücken bei 37° ist Volpino und Fontana gelungen.

heitsprodukten, sondern auch in der Tiefe völlig geschlossener Primäraffekte, in den typisch erkrankten Lymphdrüsen, in geschlossenen Sekundärpapeln und einmal auch im Milzbut feststellen und zugleich über den von anderer Seite erhobenen Befund in den inneren Organen kongenital-syphilitischer Kinder und in den Initialaffekten geimpfter Affen berichten. Als dann diese Befunde von zahlreichen Autoren bestätigt worden waren, und auch im kreisenden Blut und in allen Exanthemformen von der Roseola bis zum Gummi der Nachweis gelungen war, und als ich in ganz jungen geschlossenen Impfpapeln von Affen, die mit dem unter allen Kautelen entnommenen Blut Syphilitischer infiziert worden waren, die Spirochaeta pallida gefunden hatte, konnte **über ihre ätiologische Bedeutung kein Zweifel mehr herrschen.** Ich sehe mich genötigt, dies ausdrücklich hervorzuheben, da von einigen Seiten die Behauptung aufgestellt worden ist, daß erst die Ergebnisse der Gewebsdarstellung zu diesem Schluß geführt hätten. So gewaltig auch die Fortschritte sind, die wir den Silbermethoden verdanken, welche uns ja erst die große Zahl der Spirochäten, ihre Lagerung im Gewebe und ihre Beziehungen zu den einzelnen Gewebsbestandteilen kennen gelehrt haben, so darf darüber doch nicht vergessen werden, daß sie in bezug auf die ätiologische Bedeutung der Spirochaeta pallida uns nur eine allerdings sehr willkommene *Bestätigung* dessen gebracht haben, was wir aus den Resultaten der *Ausstrichmethode und frischen Untersuchung schon wußten.* Obgleich die Erfüllung des letzten Postulats, nämlich die Kultivierung und Übertragung des rein gezüchteten Mikroorganismus[1]) auf ein empfängliches Tier, noch aussteht, dürfen wir doch sowohl auf Grund unserer Erfahrungen mit der Ausstrichmethode und frischen Untersuchung als auch auf Grund der Ergebnisse der Gewebsuntersuchungen es als *über jeden Zweifel erhaben betrachten, daß die Spirochaeta pallida der Erreger der Syphilis ist.*

II. Diagnostische Bedeutung.

Eine zweite gerade für den Praktiker außerordentlich wichtige Frage ist die nach der *diagnostischen Bedeutung der Spiro-*

[1]) Dasselbe ist ja auch bei der Lepra, Malaria, dem Rückfallfieber usw. der Fall, und doch zweifelt niemand an der ätiologischen Bedeutung der betreffenden Parasiten.

chaeta pallida. Bevor sie beantwortet werden kann, sind zwei Vorfragen zu erledigen, nämlich erstens, ob die Spir. pallida von anderen auf der Schleimhaut der Genitalien und des Mundes häufig schmarotzenden Spirochäten genügend sicher unterschieden werden kann, und zweitens, ob überhaupt ein Bedürfnis nach der mikroskopischen Sicherung der ja meist durch die klinischen Erscheinungen gut erkennbaren Syphilis vorliegt. Von verschiedenen Autoren, unter denen v. Cube, Kiolemenoglou, Scholtz und Krienitz genannt sein mögen, ist behauptet worden, daß bei nichtsyphilitischen Erkrankungen und besonders auf zerfallenen Carcinomen mitunter Spirochäten vorkommen, deren Unterscheidung von der Spir. pallida unmöglich sei. Ich selbst habe schon frühzeitig auf diese Formen, die ich mit Mulzer als „Pseudopallidae" bezeichnet habe, die Aufmerksamkeit gelenkt und kenne sie nicht nur aus eigener Erfahrung, sondern auch aus Originalpräparaten der genannten Autoren. Wie ich bereits früher ausgeführt habe, liegt es mir fern, zu behaupten, daß in dem Chaos von Spirochäten, welches mitunter bei gewissen Genital- oder Mundaffektionen angetroffen wird, die strenge Klassifizierung jedes einzelnen Exemplars stets mit Sicherheit möglich sei, und in solchen Fällen ist daher Vorsicht gewiß geboten. Hält man sich aber nur an typische lang ausgewachsene Exemplare von mindestens 8 bis 10 regelmäßigen steilen und korkzieherartigen Windungen, die neben ihrer im Verhältnis zur Länge außerordentlich geringen Dicke in eine feine Spitze auslaufende Enden und bei gut gelungener Färbung nach Giemsa einen deutlich roten Farbenton zeigen, so wird man nach meinen Erfahrungen die Entscheidung stets sicher treffen können, besonders wenn man auch die frische Untersuchung zu Rate zieht. Dazu kommt, daß diese Schwierigkeit gewöhnlich schon durch gründliche Reinigung der Oberfläche der syphilitischen Papeln und Primäraffekte mit physiologischer Kochsalzlösung vermieden werden kann, da die gröberen Spirochäten fast stets nur an der Oberfläche schmarotzen und in das Gewebe nicht einzudringen pflegen[1]). So komme ich in Übereinstimmung mit fast allen in

[1]) Nur selten findet man, wie ich bereits erwähnte, in Schnitten Spir. refringens innerhalb der Epidermis. Anders sind die Verhältnisse bei gangränösen Prozessen, bei welchen grobe Spirochäten in Begleitung

diesen Untersuchungen erfahrenen Autoren zu dem Schluß, daß bei einiger Übung und Vorsicht die Spirochaeta pallida von den übrigen an den Genitalien und im Munde vorkommenden Spirochäten wohl unterscheidbar ist[1]).

Bei dieser Gelegenheit darf ich nicht unterlassen, darauf hinzuweisen, daß einige der von Schaudinn in seiner letzten großzügig angelegten Arbeit hervorgehobenen Unterscheidungsmerkmale sich als nicht zutreffend erwiesen haben, da die von ihm bei der Spirochaeta pallida aufgefundenen endständigen „Geißeln" auch andern Arten, z. B. der Balanitisspirochäte, zukommen, und da die zuletzt genannten Arten im Zustand der Ruhe und des Absterbens ihre allerdings flacheren und unregelmäßigeren Windungen ebenfalls beibehalten können. Unterschiede so prinzipieller Art, wie Schaudinn sie vor einem Jahre nach dem damaligen Stand unserer Kenntnisse annehmen zu müssen meinte, bestehen demnach nicht, und es ist daher zurzeit kein Grund vorhanden, die Syphilisspirochäte gänzlich von den übrigen Spirochäten zu trennen und den Gattungsnamen „Treponema" anzunehmen. Diese Erwägungen haben mich veranlaßt, die ursprüngliche Bezeichnung „Spirochaeta pallida" beizubehalten, an deren Stelle jetzt, nachdem ihre ätiologische Bedeutung erwiesen ist, auch die Benennung „Spirochaeta luis" oder „Syphilisspirochäte" treten kann.

Was nun das Bedürfnis nach der mikroskopischen Sicherung der Diagnose angeht, so ist es meiner Meinung

---

von anderen Mikroorganismen (fusiformen Bazillen) weit in die Tiefe des Gewebes einwandern.

[1]) Bei Yaws (Framboesia tropica), welche nach den Experimenten Neissers an Affen und früheren Untersuchungen Charlouis' am Menschen von Syphilis streng unterschieden werden muß, hat A. Castellani (z. B. Deutsche med. Wochenschrift. 1906. Nr. 4) einen der Syphilisspirochäte sehr ähnlichen Mikroorganismus, den er als Spirochaeta pertenuis seu pallidula bezeichnet hat, in einer größeren Anzahl von Fällen, zum Teil auch in geschlossenen Effloreszenzen mittels der Ausstrichmethode nachgewiesen. Hoffentlich gelingt es bei weiterem Studium doch noch, auch morphologische Unterscheidungsmerkmale zwischen beiden Parasiten zu finden; nach den Abbildungen scheinen die Windungen weniger steil und die Enden häufiger stumpf zu sein; exakte Angaben über Windungslänge und Tiefe wären sehr erwünscht.

nach nicht nur für die Klinik, sondern auch für die pathologische Anatomie vorhanden. Gewiß ist es richtig, daß in der Mehrzahl der Fälle die klinischen Erscheinungen der Syphilis so eindeutig sind, daß besonders bei einigem Zuwarten die Diagnose gewöhnlich ohne Schwierigkeit gestellt werden kann. Niemand ist es bisher eingefallen, das zu bestreiten, und wir alle verfahren täglich auf diese Weise; die Wichtigkeit der klinischen Untersuchung — wie das neuerdings geschehen — besonders hervorzuheben, ist also völlig überflüssig, denn es ist selbstverständlich, daß der mikroskopische Befund nur in engstem Konnex und zur Ergänzung der klinischen Diagnostik verwertet werden darf. Aber wie jeder Erfahrene weiß, gibt es doch Fälle genug, in denen die klinische Untersuchung uns im Stich läßt, und die mikroskopische Erhärtung der Diagnose zum mindesten sehr erwünscht, oft aber auch geradezu geboten ist. Das gilt in erster Linie, wie ich seit langer Zeit betont habe, für junge genitale und extragenitale Primäraffekte, deren Erkennung jetzt schon von dem Augenblick ihres Erscheinens ab möglich ist, das gilt ferner für die Unterscheidung syphilitischer Papeln und Plaques von andersartigen Erosionen und Geschwüren (z. B. Ulcus molle, Balanitis, Herpes progenitalis, Aphthen, Anginen usw.) und endlich für die Diagnose gewisser Exantheme, von denen die pustulösen an Variola, Varicellen, Acne necrotica usw. erinnernden Syphilide und die papulösen und bullösen Eruptionen (Pemphigus) Neugeborener genannt sein mögen. Bei latenter Syphilis kann durch die Untersuchung des Drüsenpunktionssaftes die sonst nicht mögliche Diagnose mitunter gestellt werden. Bei kongenital-syphilitischen Kindern wird bisweilen die Untersuchung des Blutes und Drüsensaftes und vielleicht auch des Nasensekretes in Fällen von Coryza[1]) die Entscheidung liefern können.

Ebenso wie dem Kliniker wird binnen kurzer Zeit auch dem pathologischen Anatomen der Nachweis der Spir. pallida unentbehrlich werden; ich brauche da nur an die Befunde von Reuter, Schmorl und Benda bei syphilitischen Gefäßerkrankungen und an die Untersuchungen von Levaditi, Buschke-Fischer, Simmonds und vielen andern bei kongenital-syphilitischen Kindern und mazerierten Föten zu er-

[1]) Möglicherweise auch des Urinsediments.

innern, aus denen die diagnostische Bedeutung des Spirochätennachweises ohne weiteres hervorgeht. In der Placenta scheinen die Spirochäten gewöhnlich so spärlich zu sein, daß ihre Untersuchung für die Stellung der Diagnose wohl nur wenig in Betracht kommt; möglicherweise bietet die Nabelschnur, in deren Gefäßwänden schon öfter Spirochäten gefunden worden sind, in dieser Hinsicht bessere Aussichten.

Ist somit die Spirochaeta pallida von den übrigen Spirochäten unterscheidbar und ferner das Bedürfnis nach der mikroskopischen Sicherung der Diagnose unzweifelhaft in vielen Fällen vorhanden, so fragt es sich nun, ob die bisher bekannten Methoden bereits einfach und sicher genug sind, um in der Praxis Verwendung zu finden. Hierauf kann ich nach meinen und meiner Mitarbeiter Erfahrungen die Antwort geben, daß in der großen Mehrzahl der Fälle die gewiß nicht umständliche Färbung des Ausstrichpräparats mit Eosinazur uns schnell zum Ziele geführt hat. Besonders für die Erkennung junger Primäraffekte möchte ich diese Methode nicht mehr entbehren, und in allen Fällen, in denen vor Ausbruch allgemeiner Erscheinungen die Kur eingeleitet werden soll, verlange ich den Spirochätennachweis zur Sicherung der Diagnose; aber auch sonst gibt sie in zweifelhaften Fällen (verdächtigen Anginen, nicht charakteristischen Plaques und Exanthemen usw.) oft schnell die für den Arzt und Patienten so sehr erwünschte sichere Entscheidung, und ich möchte glauben, daß zur Feststellung dieser für das Leben des Betroffenen und das Glück seiner Familie so außerordentlich wichtigen Krankheit kein Mittel ungenützt bleiben darf, und wo auch nur der geringste Zweifel möglich erscheint, durch das Aufsuchen des Erregers völlige Klarheit geschafft werden muß. Negative Ergebnisse haben natürlich keinen diagnostischen Wert, es sei denn, daß sie bei mehrfacher Wiederholung und Anwendung auch der Silbermethode regelmäßig wiederkehren. Von verschiedenen Seiten ist behauptet worden, daß der Nachweis der Spirochaeta pallida mittels der Silberimprägnierung der Ausstrichmethode weit überlegen sei. Das trifft sicherlich insofern zu, als das Auffinden der Spirochäten in Gewebsschnitten unvergleichlich viel leichter ist, und für den pathologischen Anatomen verdienen die Silbermethoden deshalb unbedingt den

Vorzug; indessen auch sie können mitunter versagen, und ihr negativer Ausfall berechtigt nicht, Syphilis mit Sicherheit auszuschließen. Für den Kliniker sind aus naheliegenden Gründen Exzisionen oft nicht möglich, aber gewöhnlich auch entbehrlich, da bei einiger Übung und Geduld die Ausstrichmethode meist zum Ziel führt; versagt sie einmal, so empfiehlt sich die Silberimprägnierung wenigstens eines kleinen flach abgetragenen Stückchens, die ja selbst bei ungünstigem Sitz meist möglich sein wird; bei latenter Lues z. B. von Müttern congenitalsyphilitischer Kinder kann auch die Exstirpation einer Drüse in Frage kommen.

Aus all diesen Betrachtungen ergibt sich also, daß dem Nachweis der Spir. pallida schon jetzt eine große diagnostische Bedeutung zukommt, welche, wie wir hoffen dürfen, mit der zu erwartenden Vervollkommnung der Methodik immer mehr hervortreten wird. Wo immer in zweifelhaften Krankheitsprodukten wir die Spirochaeta pallida bisher gefunden haben, sind noch stets bei weiterem Zuwarten sichere Erscheinungen von Syphilis gefolgt.

III. Bedeutung für die Pathogenese der Syphilis.

Eine weitere Frage von hohem wissenschaftlichen Interesse ist die nach der Wechselwirkung zwischen der Syphilisspirochäte und dem von ihr befallenen Organismus. Wie ich schon früher gesagt habe, wird man ihre Verbreitungswege, ihre Wirkung auf die einzelnen Gewebselemente und die Abwehrmittel, durch welche der Körper sie zu vernichten sucht, an der Eingangspforte des syphilitischen Virus, also im Primäraffekt, am besten erforschen können, und es empfiehlt sich daher, von ihm bei diesen Betrachtungen auszugehen. Auf Grund der bisherigen allerdings noch gänzlich unzureichenden Untersuchungen kann man sich hierüber etwa folgende Vorstellung bilden. Die Spirochaeta pallida gelangt bei der Infektion zunächst entweder in die interspinalen Spalten der Retezapfen, wo sie gewiß am besten gegen Phagocytose und andere schädigende Einflüsse geschützt wäre, oder sogleich in die Lymphbahnen der Papillen und dringt, indem sie sich lebhaft vermehrt, allmählich in das benachbarte Bindegewebe ein, während sie zuvor mit dem Lymphstrom verhältnismäßig schnell fortwandert[1]). Erst nach langer Zeit (1. Inkubationsperiode = ca. 3 Wochen), wenn bereits eine starke Vermehrung stattgefunden hat, kommen reaktive Veränderungen zustande. Hieraus darf wohl der Schluß gezogen werden, daß die Spirochäten nur sehr wenig Giftstoffe ausscheiden, welche erst durch langdauernde Summierung zu wirken vermögen, oder aber, daß erst bei ihrem Zerfall ihre Leibesgifte — Endotoxine (Thalmann) — frei werden und nun schädigend einwirken. Die ersten Veränderungen werden wohl in einer Endo- und Perilymphangitis bestehen, der sich später ein gewisses Ödem und eine eigenartige Schwellung der kollagenen von Spirochäten oft dicht durchsetzten Fasern und eine Wandentzündung der kleinen Venen und Kapillaren anschließt. Alsbald folgt, der Hyperplasie und Teilung der Bindegewebszellen vorausgehend, eine Auswanderung von Lymphocyten, und es entstehen junge Gefäßsprossen, auf welche Ehrmann die Aufmerksamkeit gelenkt hat. Nachdem dann die charakteristische Härte, die wohl hauptsächlich durch die Schwellung der kollagenen Fasern, aber auch durch die pralle Füllung aller Saftspalten mit Lymphocyten und ein gewisses Ödem bedingt wird, entstanden ist, beginnen die Spirochäten inmitten des Infiltrats allmählich an Zahl abzunehmen. Wieweit an ihrer Vernichtung die Tätigkeit vor allem der Lymphocyten, wie weit die durch die Gefäßneubildung bewirkte stärkere Durchblutung, und wie weit endlich die Wirkung von Immunkörpern beteiligt ist, werden spätere Untersuchungen lehren müssen; Levaditi und Ehrmann machen in erster Linie die Phagocytose dafür verantwortlich. Bei dem langsamen Eintreten der reaktiven Prozesse haben die Spirochäten Zeit gefunden, auf dem Lymphwege bis zu den regionären Drüsen fortzuwandern, wo sie schon früh hingelangen und vor allem im trabekulären Bindegewebe und in den Lymph- und Blutgefäßwandungen liegen und, wie ich gezeigt habe, aus letzteren in die Blutbahn einwandern können[2]). Daneben aber findet schon frühzeitig im

[1]) Wie aus den erfolglosen Exzisionsversuchen Neissers an Affen sich ergibt, geschieht dies schon nach wenigen (ca. 8) Stunden. Der Umstand, daß trotz der Exzision wiederum ein Primäraffekt entsteht, spricht neben anderen Erscheinungen für den Transport auf dem Lymphwege; die Einwanderung in die Blutgefäße beginnt wohl erst beträchtlich später.

[2]) Nach den bisherigen Untersuchungen scheinen die Drüsen nicht, wie man früher meinte, besondere Brutstätten des syphilitischen Virus

Primäraffekt ein Übertritt in den Blutstrom statt, indessen scheinen die Spirochäten im Blut zunächst so ungünstige Existenzbedingungen zu finden, daß sie anfangs vielleicht sämtlich vernichtet werden; später aber — wie lange (3 Wochen?) vor dem Sichtbarwerden des Exanthems das geschieht, ist nicht bekannt — gelangen sie in noch ansiedlungsfähigem Zustand[1]) in die Papillargefäße, aus denen sie wohl schnell in die perivaskulären Lymphräume schlüpfen. Hier vermehren sie sich im Bindegewebe und im Rete und bewirken allmählich das Zustandekommen des bekannten perivaskulären Rundzelleninfiltrats und die Durchsetzung des ödematösen Rete mit Wanderzellen. Natürlich müssen gleichzeitig auch Spirochäten in die inneren Organe gelangen, ohne allerdings zunächst für gewöhnlich merkliche Veränderungen zu erzeugen. Daß sie an Orten, an welchen später Erkrankungen innerer Organe auftreten, schon während der Eruptionsperiode abgelagert werden und an Stellen, wo später Hautrezidive entstehen, im Rete, in den Bindegewebsbündeln oder Gefäßwänden liegen bleiben, ist sehr wahrscheinlich, doch muß die endgültige Entscheidung dieser Fragen künftigen Forschungen vorbehalten bleiben. Einstweilen wissen wir nur, daß sie während der Frühperiode in der Milz[2]) und Nebenniere, in letzterer sogar in großer Zahl vorhanden sein können.

Daß die Spirochäten nicht nur vor der ersten Eruption, sondern auch noch beträchtlich später im Blut in infektionstüchtigem Zustand kreisen können, geht aus meinen Impfungen mit unter allen Kautelen entnommenem Venenblut hervor, da es mir gelungen ist, nicht nur sechs Wochen nach der Infektion, sondern auch bei drei und sechs Monate alter Syphilis einen positiven Erfolg am Affen zu erzielen.

---

zu sein, sondern es kommt ihnen wohl mehr eine hervorragende Rolle im Kampfe des Organismus gegen die Spir. pallida und ihre Gifte zu; dafür sprechen auch manche klinische Beobachtungen.

[1]) Daß die Spirochäten ca. drei Wochen vor dem Ausbruch der Allgemeinerscheinungen im Blut vorhanden sein können, habe ich durch einen Impfversuch mit Sicherheit bewiesen; bei dem geimpften Affen entstand eine kleine, aber ganz charakteristische Impfpapel, die typische Spir. pallidae enthielt (Deutsche med. Wochenschrift 1906, Nr. 13).

[2]) Wohl auch im Knochenmark (bei Affen sind sie dort ja gefunden worden) und sicher auch in der Iris.

Wenn also auch die Rezidive im allgemeinen dadurch zustande kommen mögen, daß die am Rande des ersten Erkrankungsherdes (z. B. zwischen den Retezellen, innerhalb der kollagenen Bündel oder in den Gefäßwänden) zurückgebliebenen ruhenden Spirochäten plötzlich wieder zu wuchern beginnen und peripher fortwandern — wofür manche klinische Erfahrungen z. B. bei der Roseola recidiva, dem annulären Syphilid usw. sprechen —, so ist durch diese Experimente doch bewiesen, daß auch später noch vollvirulente Parasiten im Blute zirkulieren, und es steht der Annahme nichts im Wege, daß noch Monate nach der ersten Generalisation neue metastatische Herde in der Haut und den innern Organen entstehen können. Ob sich die bei Superinfektionen in den bereits syphilitischen Organismus hineingebrachten Spirochäten in dieser Hinsicht anders verhalten als die bereits im Körper befindlichen, ist eine sehr interessante und nicht unwichtige Frage, deren Beantwortung uns noch nicht möglich ist.

Über das Verhalten der Spirochäten in Spätprodukten wissen wir noch wenig. Soviel scheint sicher, daß ihre Zahl in den der Untersuchung am leichtesten zugänglichen gummösen Hautsyphiliden nur gering ist, und daß sie dort, wie auch die Affenimpfungen ergeben, nur in der Randzone — vielleicht mit Vorliebe in den stets veränderten Gefäßwandungen — gelegen sind. Daß sie innerhalb der Wände größerer Gefäße auch längere Zeit nach der Infektion sich in reichlicherer Zahl finden können, geht aus den Untersuchungen von Reuter, Schmorl und Benda bei der Aortitis und Arteriitis cerebralis hervor. Nach dieser Richtung hin bietet sich den pathologischen Anatomen ein weites Arbeitsfeld, und es wird von großem Interesse sein, nicht nur bei unzweifelhaft syphilitischen Krankheitsprozessen ihre Zahl und Lagerung festzustellen, sondern auch bei solchen Affektionen, deren syphilitische Natur noch strittig ist, nach Spirochäten zu fahnden.

Bei der kongenitalen Syphilis ist das Verhalten der Spir. pallida zum Gewebe besonders von Levaditi und Versé erörtert worden. Während Levaditi der Ansicht ist, daß die Spirochäten in größter Zahl in den am stärksten erkrankten Organen (Leber, Lunge, Nebenniere) vorkommen, hat Versé aus seinen Befunden den Schluß gezogen, daß die Parasiten am zahlreichsten in den unveränderten oder doch nur wenig gequollenen und von venöser Hyperämie betroffenen Organen (Nebenniere, Darm, Pankreas) sich finden, wogegen sie in den anatomisch am schwersten geschädigten Teilen gewöhnlich spärlich sind oder fehlen. Dieser Widerspruch, den Levaditi später durch die Annahme eines präagonalen Ausschwärmens der Parasiten von den Erkrankungsherden hat erklären wollen, scheint mir dadurch ausgeglichen werden zu können, daß man auch für die kongenitale Lues annimmt, daß eine längere Zeit verstreicht, bis den lebhaft sich vermehrenden Spirochäten die Gewebsveränderung nachfolgt, ein Zeitraum, der bei dem weniger reaktionsfähigen fötalen Organismus vielleicht noch länger währen mag als die ca. drei Wochen dauernde erste Inkubationsperiode der akquirierten Syphilis. Für diese Auffassung[1]) spricht vor allem auch der Umstand, daß bei den meisten zirkumskripten Krankheitsherden sich zahlreiche Spirochäten in der anscheinend noch nicht veränderten peripheren Zone vorfinden, indem sozusagen die Entzündung den vorauseilenden Parasiten beträchtlich nachhinkt. Darin sind sich Levaditi und Versé einig, daß auch bei der kongenitalen Lues in erster Linie das Gefäßbindegewebe betroffen wird, und daß ferner die Spirochäten die Fähigkeit besitzen, nicht nur Zylinder- und Plattenepithel interzellular zu durchwandern, sondern auch in gewisse Parenchymzellen (Leber, Nebenniere usw.) einzudringen, und daß sie in älteren Erkrankungsherden gerade in diesen Zellen geschützt gegen Phagocytose sich lange Zeit erhalten können, während das bereits sklerosierte Bindegewebe, in welchem der Krankheitsprozeß schon abgelaufen ist, von ihnen so gut wie frei ist. Auch bei der kongenitalen Syphilis sind sie im Blut auffallend spärlich[2]) und nur in den Lebervenen, wohin sie aus der Nabelvene zuerst gelangen, mitunter etwas reichlicher zu finden. Durch

---

[1]) Versé hat in seiner bereits erwähnten Arbeit (Mediz. Klinik 1906, Nr. 24—26), von den Befunden bei kongenitaler Lues ausgehend, zum Teil ähnliche Betrachtungen angestellt.

[2]) Anders kann das natürlich bei abgestorbenen und mehr oder weniger mazerierten Früchten sein, deren Blut weder Schutzstoffe noch Sauerstoff mehr enthält.

dieses Verhalten unterscheidet sich die Syphilisspirochäte in sehr bemerkenswerter Weise von dem Erreger des Rückfallfiebers und anderen Blutspirochäten, welche im Blut nicht nur reichlich vorhanden sind, sondern sich darin auch lebhaft vermehren; sie ist eben, wie ich schon im Mai 1905 gesagt habe, ein an die engen Räume des bei Syphilis zunächst und mit Vorliebe betroffenen Lymphgefäßsystems angepaßter Parasit und könnte im Gegensatz zu den größeren im Blut schmarotzenden Arten als Lymph- und Gewebsspirochäte bezeichnet werden.

Dieser auffallende Unterschied zwischen der Spirochaeta pallida und den Blutspirochaeten hat mich im Verein mit meinen Erfahrungen bei der Überimpfung syphilitischen Bluts auf Affen (Erfolg nur in einem Teil der Fälle und nur bei schneller Übertragung gestauten Venenbluts) zuerst zu der Vermutung geführt, daß die Syphilisspirochäte ein anaerober Mikroorganismus sei. Später bin ich in dieser Meinung vor allem durch die Beobachtung am frischen luftdicht abgeschlossenen Deckglaspräparat bestärkt worden, wobei ich (mit Beer) feststellen konnte, daß die Syphilisspirochäte sich gerade so verhält wie die unzweifelhaft anaerobe Mund- und Balanitisspirochäte, indem sie unter diesen Bedingungen wochenlang beweglich bleiben kann. Auch der Umstand, daß die Syphilisspirochäte in mazerierten Früchten nicht selten in großer Zahl gefunden worden ist, scheint mir zu beweisen, daß sie ohne Sauerstoff sich nicht nur erhalten, sondern sogar vermehren kann. Endlich zeigt sie auch im Gewebe eine ausgesprochene Vorliebe für Stellen, in denen der Sauerstoffgehalt nur sehr gering sein kann, wie die interepithelialen Spalten, die Bindegewebsbündel und Lymphbahnen. Daß sie im frischen und Ausstrichpräparat den Blutkörperchen oft angelagert ist, spricht nicht unbedingt gegen diese Auffassung, da man sich vorstellen kann, daß die schädigende Wirkung des freien Sauerstoffs eine — vielleicht vorübergehende — Verklumpung der Endfäden und dadurch bedingte Anheftung bewirken könnte. Natürlich wird die Frage, ob die Syphilisspirochäte ein fakultativ oder obligat anaerober Parasit ist, erst nach Gelingen der Züchtung mit völliger Sicherheit entschieden werden können.

IV. „Vererbung" der Syphilis.

Was die bedeutsame und interessante Frage der Entstehung der kongenitalen Syphilis betrifft, so dürfen wir wohl auch darüber von der weiteren Spirochätenforschung wichtige Aufschlüsse erwarten. Bis jetzt stehen sich ja zwei Ansichten ziemlich unvermittelt gegenüber, indem die einen auf Grund nicht ganz zureichender klinischer Beweise eine oogene und spermatogene (germinative) Syphilis annehmen, während die anderen diesen Ursprung leugnen und nur den allein streng bewiesenen placentaren Übertragungsmodus anerkennen. Der Befund von Spirochäten im Hoden und Ovarium syphilitischer Föten und Kinder, ihre Lage im Lumen der Hodenkanälchen und im peripheren Plasma der Ovula haben für die Entscheidung dieser Streitfrage keine Bedeutung[1]). Mir scheint es, als ob vor allem die Untersuchung recht junger von syphilitischen Eltern stammender Föten und der zugehörigen Eihäute und die Feststellung der Verteilung und Zahl der Parasiten in ihnen hierüber Aufschluß zu liefern geeignet sein werden. Ferner wird man, wie ich schon mehrfach an anderer Stelle betont habe, bei den anscheinend gesunden, aber immunen Müttern syphilitischer Früchte und Kinder mit Hilfe der neuen Methoden (z. B. der mikroskopischen Untersuchung und Verimpfung des Drüsensafts auf Affen) nach Spirochäten fahnden müssen, um auch auf diesem Wege zur Klärung dieser für die gesamte Pathologie so bedeutungsvollen Frage, auf die hier nicht näher eingegangen werden kann, zu gelangen[2]).

V. Infektiosität der verschiedenen Krankheitsprodukte.

Auch für die Lehre von der Infektiosität der verschiedenen Krankheitsprodukte der Syphilis hat die Spirochätenforschung neue Gesichtspunkte ergeben. Wissen wir nun doch, daß

---

[1]) Das gleiche gilt, wie bereits oben erwähnt, für Levaditis interessanten Befund der Spir. gallinarum in den Eiern von auf der Höhe der Erkrankung getöteten Hühnern.

[2]) Auf die Frage nach der Möglichkeit einer ovulären Infektion einzugehen, muß ich mir versagen. Erwähnt sei nur noch, daß das Sperma Syphilitischer das Virus gewöhnlich nicht zu enthalten scheint; der Impferfolg Fingers kann auch durch Beimischung des Virus aus der Prostata oder der Harnröhre erklärt werden (vergl. Zentralblatt für Bakteriologie. XXXVIII. Bd. (Referate). S. 110 und Dermatol. Zeitschrift. Bd. XIII. S. 562). Sonst sind stets negative Erfolge erzielt worden (Neisser, ich).

alle Formen des Exanthems sowohl bei akquirierter als auch bei kongenitaler Syphilis das Virus beherbergen, und verschiedene obengenannte Sekrete Neugeborner es enthalten können; wie lange und in welchem Grade die letztern auch infektionstüchtig sind, kann allerdings erst durch Impfversuche entschieden werden. Es erscheint mir nicht überflüssig, ausdrücklich hervorzuheben, daß bei pathologischen Anatomen so ungeheuer selten berufliche Infektion mit Lues beobachtet worden ist, obwohl die Organe der syphilitischen Föten und Neugebornen oft von Spirochäten geradezu wimmeln. Daraus darf wohl mit einiger Wahrscheinlichkeit geschlossen werden, daß auch beim Menschen eine Reihe besonderer Bedingungen erfüllt sein muß, damit die Infektion zustande kommt. Die Spirochätenbefunde in tertiären Erscheinungen geben ebensowenig wie die experimentellen Erfahrungen Anlaß, von dem durch langjährige klinische Erfahrung gewonnenen Standpunkt bezüglich der Dauer der praktisch in Betracht kommenden Infektiosität der Lues abzuweichen, wenn sie uns auch gewiß zur Vorsicht in der Beurteilung dieser für den Kranken so wichtigen Frage veranlassen müssen. Hier kann aber meines Erachtens nach wie vor allein die klinische Erfahrung ausschlaggebend sein.

VI. Lehren für die Prognose und Therapie der Syphilis.

Unsere Kenntnisse über die Prognose und Therapie der Syphilis werden durch die Spirochätenforschung ebenfalls mancherlei Förderung erfahren. Schon jetzt lehren die bisherigen Befunde mit aller Bestimmtheit, daß mitunter noch viele Jahre nach der Infektion die Spirochaeta pallida im Körper vorhanden sein kann, und geben bezüglich der endgültigen Heilung der Syphilis viel zu denken. Nach den Beobachtungen von Rille und Blaschko (7 bis 9 Jahre nach der Infektion aufgetretene Lippenplaques und 16 Jahre nach der Ansteckung entstandene Skrotalpapeln mit reichlichen Spir. pallidae) verstehen wir nun auch besser jene glücklicherweise äußerst seltenen und gewöhnlich nicht ausreichend behandelten Fälle, in welchen viele Jahre nach dem Beginn der Krankheit noch eine Übertragung zustande kommt[1]).

---

[1]) Die Impfung eines Hautgummis auf Affen ist mir einmal noch 24 Jahre nach der Infektion gelungen.

Hinsichtlich der Therapie scheinen mir zwei Punkte besonders betont werden zu müssen. Da die mikroskopische Untersuchung uns jetzt die frühzeitige Diagnose des Primäraffekts gestattet, wird natürlich die Exzision oder Zerstörung des Schankers in frühester Zeit versucht werden müssen; wenn auch nach den experimentellen Erfahrungen kaum zu erwarten ist, daß dadurch das Erlöschen der Krankheit erzielt wird, so ist die Entfernung der größten Menge des Virus vielleicht doch geeignet, den Krankheitsverlauf zu mildern, zumal wenn zugleich eine energische Hg-Behandlung eingeleitet wird. Auch vom Standpunkt der Prophylaxe aus ist es jedenfalls sehr erwünscht, den Schanker als Quelle neuer Infektionen so schnell wie möglich zu beseitigen. Ist die Spir. pallida nachgewiesen worden, so darf man sich, selbst wenn Drüsenschwellungen fehlen, meiner Ansicht nach nicht mit der Exzision des Schankers, die natürlich nur bei günstigem Sitz (Präputium, Penishaut usw.) und ohne verstümmelnde Operation geschehen sollte, begnügen und darf, falls Allgemeinerscheinungen ausbleiben, die Quecksilberbehandlung nicht unterlassen. Ganz geringfügige Haut- und Schleimhautveränderungen können auch dem besten Beobachter entgehen, und es gibt unzweifelhaft nicht nur bei Frauen, sondern auch bei Männern, Fälle, welche lange Zeit latent verlaufen und später doch zu schweren Veränderungen führen. Nach den Experimenten Neissers an Affen und den histologischen Befunden an jungen Primäraffekten (Spirochäten im Gefäßlumen) muß angenommen werden, daß zu der Zeit, wo wir die Exzision vorzunehmen pflegen, das Virus bereits verschleppt ist. Da aber niemand die Garantie geben kann, daß das im Körper verbliebene Virus von diesem völlig überwunden wird und schwere das Leben bedrohende Späterkrankungen ausbleiben werden, so muß derjenige, der von der Heilkraft des Quecksilbers überzeugt ist, einem solchen Patienten auch die Vorteile der Hg-Kur zukommen lassen, um ihn dadurch vor späteren Schäden nach Möglichkeit zu bewahren. Wer Anhänger der chronisch intermittierenden Behandlungsmethode ist, wird diese auch in solchen Fällen — natürlich in einer dem Einzelfall angepaßten Form — anwenden müssen, da die Geringfügigkeit der Anfangserscheinungen keine sichere Gewähr für das Ausbleiben schwerer innerer Erkrankungen zu geben vermag.

Über den Wert der frühzeitigen Quecksilberbehandlung — viele erfahrene Praktiker halten bekanntlich die Kur für am wirksamsten, wenn sie erst kurz nach Ausbruch der Allgemeinerscheinungen begonnen wird — können erst jetzt sicherere Erfahrungen gewonnen werden, da wir früher kein ausreichendes Mittel zur Erkennung der Schanker besaßen, und fehlerhafte Diagnosen nicht selten waren. Ich habe eine Anzahl von Patienten, denen ich junge Primäraffekte (Diagnose durch Nachweis der Spir. pall. gesichert) frühzeitig exzidiert habe, sogleich mit Quecksilber behandelt und bin bisher mit den Erfolgen sehr zufrieden, da die Rezidiverscheinungen geringfügig waren und nicht zu früh auftraten. Ein endgültiges Urteil über den Wert dieser Behandlung kann natürlich erst nach jahrelangen Erfahrungen an zahlreichen genau beobachteten Fällen abgegeben werden. In neuester Zeit ist Thalmann[1]) für die Frühbehandlung sehr warm eingetreten und hat daneben örtliche Einspritzung von 1 proz. Sublimatlösung (0,5 alle 8 Tage) unter den Primäraffekt zur Vernichtung der Spirochäten bis zu den Lymphdrüsen hin empfohlen. In seiner sehr bemerkenswerten und interessanten Arbeit macht dieser Autor auch den Versuch, von theoretischen Gesichtspunkten aus und auf Grund parasitologischer Beobachtungen und der Erfahrungen am Krankenbett die Art der Einwirkung des Quecksilbers und Jods auf die Spirochäte und deren Gifte zu erklären.[2]) Auf die Versuche von Kraus und Spitzer, durch subkutane Injektion von Syphilisvirus (Sklerosenaufschwemmung) während der zweiten

[1]) Thalmann, Die Syphilis und ihre Behandlung im Lichte neuer Forschungen. Dresden 1906. (Herausgegeben von der Medizinal-Abteilung des Sächsischen Kriegsministeriums.)

[2]) Thalmann vertritt die Anschauung, daß Quecksilber direkt parasitizid wirkt, da er gefunden hat, daß infolge der Hg-Behandlung die Syphilisspirochäten in Hautpapeln usw. schnell an Zahl abnehmen und in wenigen Tagen verschwinden (nur mittels der Ausstrichmethode geprüft und von andern Autoren bestritten). Da zu gleicher Zeit trotz der Verringerung der Spirochätenzahl die Herde (Roseolen usw.) sich anfänglich vergrößern (Quecksilberreaktion), nimmt er an, daß bei dem durch Quecksilber hervorgerufenen Zerfall der Spirochäten Endotoxine frei werden und die Entzündung vermehren. Die Wirkung des Jods bezeichnet er als eine die Resorption und Ausscheidung der Giftstoffe befördernde. In bezug auf weitere Einzelheiten muß auf die äußerst anregende Arbeit Thalmanns verwiesen werden.

Inkubationsperiode eine aktive Immunisierung und das Ausbleiben der Sekundärerscheinungen zu erreichen, kann hier nicht eingegangen werden.

Hiermit bin ich am Ende meiner Ausführungen angelangt und hoffe, daß es mir gelungen ist, Ihnen auf Grund der überall zerstreuten großen Literatur und meiner eigenen Erfahrungen eine einigermaßen vollständige Übersicht über den Stand unserer Kenntnisse zu geben. Die Fortschritte, welche auf diesem für die gesamte Medizin und die leidende Menschheit so ungemein wichtigen Gebiete bereits in so kurzer Zeit erzielt werden konnten, sind außerordentlich groß und erwecken die Hoffnung, daß wir bald noch tiefer in das Dunkel der Pathogenese dieser proteusartigen, an Rätseln so reichen Erkrankung eindringen und vielleicht auch neue Mittel und Wege zu ihrer Bekämpfung gewinnen werden.

Da das gesprochene Wort allein nicht imstande ist, Ihnen eine lebendige Vorstellung von den Befunden, die im Rahmen dieses Vortrages nur kurz skizziert werden konnten, zu erwecken, habe ich nicht nur eine Reihe von mikroskopischen Präparaten aufgestellt, sondern auch eine größere Zahl von Zeichnungen und Mikrophotogrammen zur Demonstration mit dem Epidiaskop anfertigen lassen, welche mir geeignet erscheinen, Ihnen besser als lange Beschreibungen ein anschauliches Bild von der Spirochaeta pallida und ihrer Verteilung im Gewebe zu geben. Den Herren Beitzke, Benda, Bertarelli, Gierke, Levaditi, Schneider, Sézary, Simmonds, Versé und Wolters, welche mir zu diesem Zweck Präparate und zum Teil auch Zeichnungen und Mikrophotogramme zur Verfügung gestellt haben, bin ich zu großem Dank verpflichtet, da sie es mir ermöglicht haben, Ihnen eine ziemlich vollständige Demonstration der bisher überhaupt erhobenen wichtigsten Befunde zu bieten, was lediglich auf Grund meiner eigenen Präparate nicht in gleichem Maße möglich gewesen wäre.

Am Schluß des Vortrages wurden demonstriert:

I. Präparate.

1. Sp. pall. im Gewebssaft eines 6 Wochen alten geschlossenen Primäraffekts der Penishaut. Giemsa-Färbung. (Orig.)

2. Schnittpräparat eines 8 Wochen alten[1]) genitalen Primäraffekts; sehr zahlreiche Sp. pall. in Gewebsspalten und Blutgefäßwänden. Neue Methode Levaditis. (Orig.)
3. Schnittpräparat eines 5 Wochen alten extragenitalen Primäraffekts; Sp. pall. im Bindegewebe. Neue Methode Levaditis (Orig.).
4. Schnittpräparat eines 5½ Wochen alten genitalen Primäraffekts; Sp. pall. im Lumen einer Vene. Alte Methode Levaditis. (Von Wolters.)
5. Schnittpräparat einer Inguinaldrüse (6½ Monate alte Lues); zahlreiche Sp. pall. in den Blutgefäßwänden. Neue Methode Levaditis. (Orig.)
6. Schnittpräparat einer Analpapel; Sp. pall. zwischen den Retezellen. Alte Methode Levaditis. (Orig.)
7. Schnittpräparat einer Genitalpapel mit Sp. pall. u. refringens. Neue Methode Levaditis. (Orig.)
8. Nebennierenschnitt eines an frischer ($6^1/_2$ Monate alter) Lues verstorbenen Erwachsenen mit Sp. pall. Alte Methode Levaditis. (Von Sézary.)
9. Lungenschnitt eines 8 Stunden alt gewordenen Kindes mit Pneumonia alba; sehr zahlreiche Sp. pall. im Lumen, zwischen den Epithelien und in der Wand eines kleinen Bronchus. Alte Methode Levaditis. (Von Gierke.)
10. Schnitt des Herzmuskels eines syphilitischen Fötus mit sehr zahlreichen Sp. pall. Alte Methode Levaditis. (Von Beitzke.)
11. Knochenschnitt (Tibiaepiphyse eines 7 monatlichen syphilitischen Fötus); Sp. pall. im Knochenmark. Alte Methode Levaditis. (Von Wolters.)
12. Hodenschnitt bei Orchitis (Lues congenita); sehr zahlreiche Sp. pall. im Lumen und zwischen den Epithelien der Hodenkanälchen und im zellig infiltrierten Zwischengewebe. Neue Methode Bertarellis. (Von Schneider.)
13. Schnitt eines Ovarium von einem 7 monatlichen syphilitischen Fötus; Sp. pall. zwischen und in den Ovula. Alte Methode Levaditis. (Von Wolters.)
14. Schnitt einer Primärläsion eines Affen (Cercocebus fuliginosus); Sp. pall. im Bindegewebe. Neue Methode Levaditis. (Orig.)
15. Flachschnitt einer Kaninchencornea nach Impfung in die vordere Kammer; sehr zahlreiche Sp. pall. Neue Methode Bertarellis. (Von Bertarelli.)

II. Zeichnungen.

a) Akquirierte Syphilis.

1. Sklerosenausstrich. Vgl. I, 1. (Orig.)
2. Sklerosenschnitt Vgl. I, 2. (Orig.)
3. Desgl.; Sp. pall. im Lumen und in der Wand eines kleinen Lymphgefäßes. (Orig.)

[1]) Stets gerechnet vom Tage der Infektion.

4. Desgl.; Übersichtsbild eines großen syphilitisch erkrankten Lymphgefäßes unterhalb der Sklerose. (Orig.)
5. Desgl.; Sp. pall. im Lumen und in der Wand des unter II, 4 genannten Lymphgefäßes und im Lumen einer kleinsten Vene. (Orig.)
6. Inguinaldrüsenschnitt. Vgl. I, 5. (Orig.)
7. Desgl.; Sp. pall. in einem Lymphgefäß. (Orig.)
8. Analpapelschnitt. Vgl. I, 6. (Orig.)
9. Schnitt eines orbikulären Syphilids; Sp. pall. in Längsteilung. Neue Methode Levaditis. (Orig.)

b) Kongenitale Syphilis.

10. Leberausstrich von einem kongenital-syphilitischen Kinde mit zahlreichen Sp. pall. Giemsa-Färbung. (Orig.)
11. Pemphigus syphil.
12. Schweißdrüse
13. Leber
14. Desgl.
15. Milz
16. Nebenniere
17. Lunge

(11.–17.) Abbildungen Levaditis (Schnitte) aus seiner Arbeit l'histologie pathologique de la syphilis héréditaire in Annales de l'Institut Pasteur. Band 25, Jan. 1906.

18. Dünndarmmucosa
19. Darmmuscularis
20. Arterie und Vene
21. Periost
22. Knochenmark

(18.–22.) Originalzeichnungen Versés (vgl. Medizin. Klinik. 1906. Nr. 24—26.)

23. Pankreas
24. Herzmuskel

(23.–24.) Abbildungen von Entz aus Archiv für Dermat. u. Syph. Bd. 81.

25. Lunge, Übersichtsbild bei schwacher Vergrößerung. Vgl. I, 9. (Nach Präparat von Gierke.)
26. Desgl. bei starker Vergr. Vgl. I, 9.
27. Ovarium. Vgl. I, 13. (Nach Präparat von Wolters.)

III. Mikrophotogramme.

1. Sp. pall. und refringens im Papelausstrich. (Orig.)
2. Sklerosenschnitt. Vgl. I, 2. (Orig.)
3. Desgl. Vgl. II, 3. (Orig.)
4. Nebennierenschnitt (Akquirierte Lues). Vgl. I, 8. (Nach Präparat von Sézary.)
5. Schnittpräparat von Arteriitis syphilitica; Mikrophotogramm von Benda.
6. Lungenschnitt. Vgl. I, 9. (Nach Präparat von Gierke.)
7. Hodenschnitt. Vgl. I. 12. (Nach Präparat von Schneider.)
8. Dünndarmschnitt; sehr zahlreiche Sp. pall. in der Ringmuskulatur bei kongenitaler Lues. (Nach Präparat von Simmonds.)
9.
10.
11.
12.

(9.–12.) Sp. pall. mit Endfäden („Geißeln"). Orig. Mikrophotogramme Schaudinns.

13.
14. Sp. balanitidis (Hoffmann-Prowazek) mit Endfäden und in
15. Teilung. (Orig. Prowazek und ich).
16.

17. Sp. refringens mit undulierender Membran. (Orig. Schaudinn.)

18.
19. Sp. buccalis mit undulierender Membran. (Orig. Prowazek
20. und ich.)

21.
22. Sp. dentium. (Orig. Prowazek und ich.)

23. Trypanosoma equiperdum, Erreger der Dourine, Beschälkrankheit der Pferde. (Orig.)

Die Zeichnungen hat Herr Georg Helbig in meisterhafter Weise ausgeführt; die Mikrophotogramme sind von der Firma E. Leitz, Berlin hergestellt worden.

Außerdem wurden noch acht von Herrn Max Landsbergs Künstlerhand gemalte Bilder syphilitischer Affen (Makaken, Cercoceben) in den verschiedenen Stadien der Erkrankung demonstriert.

Im Frühjahr 1907 werde ich mit Unterstützung der deutschen dermatologischen Gesellschaft einen Atlas (Verlag von Julius Springer in Berlin) erscheinen lassen, welcher neben den hier aufgezählten Zeichnungen und Mikrophotogrammen noch eine Anzahl anderer enthalten wird und den Stand unserer Kenntnisse von der experimentellen Syphilis und der Spir. pallida veranschaulichen soll.

Anhang.

Darstellung der wichtigsten Untersuchungsmethoden.

Bezüglich der Entnahme des Materials (Reizserum, Geschabe oder Gewebssaft aus der Tiefe exzidierter Stücke) ist alles Wissenswerte bereits oben gesagt worden; nur über die Technik der Drüsenpunktion und der Blutuntersuchung ist noch einiges nachzutragen.

Drüsenpunktion.

Nachdem die Haut der Leistengegend rasiert, desinfiziert und zum Schluß mit physiologischer Kochsalzlösung abgespült worden ist, wird eine durch Auskochen sterilisierte, mit langer starker Kanüle armierte, etwa 5 ccm fassende Spritze mit Asbeststempel, die zuvor mit steriler Kochsalzlösung durchgespritzt wurde, von außen her in die mit der linken Hand umfaßten und auf solche Weise gut fixierten Leistendrüsen eingestochen. Durch behutsames, tastendes Vorgehen versucht man, in die Substanz (Rindenschicht) einer der größten Drüsen (in der Richtung des Längsdurchmessers) zu gelangen, und beginnt alsdann mit der Aspiration, wobei man die Spritze allmählich zurückzieht; glaubt man nicht genug Saft erhalten zu haben, so schiebt man die Kanüle unter Kontrolle der anderen Hand in eine oder mehrere benachbarte Drüsen und kommt auf diese Weise stets in den Besitz einiger weißlichrot gefärbter Tropfen. Das Mitgehen der angestochenen Drüse bei seitlichen Bewegungen der Kanüle beweist, daß die Drüse richtig getroffen ist. Die kleine Operation, die nötigenfalls auf beiden Seiten gemacht werden kann, ist kaum schmerzhaft und ohne schädliche Folgen; natürlich kann sie auch an anderen Drüsengruppen ausgeführt werden; so habe ich auch aus den Submental- und Submaxillardrüsen auf diese Weise ziemlich reichliche Syphilisspirochäten erhalten. Der so gewonnene Drüsensaft wird in ein steriles Schälchen (mit Deckel) kräftig ausgespritzt, die einzelnen Tröpfchen werden gut vermischt, und dann dünne Ausstriche möglichst schnell angefertigt. Objektträger und Deckgläschen müssen längere Zeit in Alkoholäthermischung gelegen haben und gut geputzt werden, letztere dürfen außerdem, um die Betrachtung mit Apochromaten nicht zu stören, nicht mehr als 0,08 mm dick sein.

Blutuntersuchung.

Zum Nachweis der Syphilisspirochäte im Blut haben Noeggerath und Staehelin (Münch. med. Wochenschr. 1905, Nr. 31) folgendes Verfahren angegeben: Das Blut wird dem Ohrläppchen entnommen oder besser durch Punktion der Kubitalvene gewonnen und in der zehnfachen Menge $^1/_{10}$ proz. Essigsäure aufgefangen; es empfiehlt sich wenigstens 1 ccm Blut zu nehmen. Das so gelöste Blut wird dann mittels einer elektrisch betriebenen oder Runneschen Wasserzentrifuge zentrifugiert, und aus den verschiedenen Schichten des Bodensatzes werden nun Ausstrichpräparate angefertigt und nach Giemsa gefärbt.

A. Frische Untersuchung.

Für diese Untersuchung genügt Ölimmersion $^1/_{12}$ nicht, sondern es sind beste Apochromaten erforderlich. Ich gebrauche Zeiß Apochromat 2 mm, 1,3 oder 1,4 Apertur und die Kompensationsokulare 6—12. Künstliche Beleuchtung (Auerlicht) empfiehlt sich mehr als Tageslicht; die Abblendung geschieht besser durch Senken des Abbeschen Apparates. Im Reizserum von nässenden Papeln und Primäraffekten oder im Gewebssaft derselben sind die Spirochaetae pallidae am leichtesten zu finden, zumal wenn man ein klein wenig physiologische NaCl-Lösung (0,85 %) hinzufügt. Die Untersuchung kann geschehen:

1. Im hängenden Tropfen.

Das mit einem flach ausgebreiteten Tropfen Reizserum versehene Deckglas wird auf den vorher mit Vaselin umrandeten ausgehöhlten Objektträger gelegt.

2. Im Deckglaspräparat.

Das mit dem Tröpfchen beschickte Deckgläschen wird auf einen gewöhnlichen glatten Objektträger gebreitet und mit Vaselin oder Wachs umrahmt. Zum Auffinden der lebenden Sp. pallida gehört Geduld und Ruhe; man lasse sich durch anfängliche Mißerfolge nicht abschrecken und suche die Ränder von Erythrocyten und Zellhaufen, an welche die Parasiten sich gern mit einem Ende anheften, bei langsamer Verschiebung des hierzu unbedingt erforderlichen beweglichen Objekttisches aufmerksam ab. Der geübte Untersucher findet die Sp. pallida am schnellsten mit Comp. Ocul. 6 und zwar meiner Erfahrung nach leichter in Deckglaspräparaten als im hängenden Tropfen. In solchen Präparaten kann die Sp. pall. ebenso wie die Balanitis- und Mundspirochäte tage- und wochenlang lebend beobachtet werden.

B. Färbung der Ausstrichpräparate.

Die hierzu erforderlichen dünnen Ausstriche gewinnt man entweder dadurch, daß man ein Tröpfchen Reizserum (längere Zeit mit dem Platinspatel reiben oder schaben!) auf ein Deckglas bringt und nach Auflegen eines zweiten Gläschens beide voneinander abzieht, oder indem man mit dem Rand eines Deckgläschens direkt Reizserum abschabt und damit über einen Objektträger hinwegstreicht. Die lufttrocken gewordenen Ausstriche werden 10 Minuten in absolutem Alkohol fixiert, doch kann man auch auf die Fixierung verzichten.

Wie Halle und ich[1]) gezeigt haben, kann man mittels der Weidenreichschen Methode (angegeben zur Darstellung von Bluttrockenpräparaten) auch etwas dickere Ausstriche untersuchen und sich dadurch das Auffinden der Sp. pallida wesentlich erleichtern. Die Ausführung dieser Methode geschieht auf folgende Weise:

In ein flaches, ca. 5 ccm im Durchmesser haltendes Glasschälchen bringt man 5 ccm einer 1 proz. Osmiumsäurelösung und setzt 10 Tropfen Eisessig hinzu. Um die Verdunstung der sonst leicht unbequem werdenden Osmiumdämpfe zu verhüten, stellt man die Mischung in eine nicht zu kleine und nicht zu niedrige Petrischale. Alsdann werden einige gut gereinigte Objektträger über das im Innern befindliche Schälchen gelegt und den Osmiumdämpfen mindestens 2 Minuten lang ausgesetzt. Die zu untersuchenden Sekrete oder Gewebssäfte („Reizserum“ oder „Geschabe“) werden nun möglichst schnell mit einem einzigen Zuge mittels eines Platinspatels oder Deckglasrandes über die den Dämpfen ausgesetzte „osmierte“ Seite des Objektträgers ausgestrichen und dann sofort — in noch feuchtem Zustand — zur Vollendung der Fixierung für 1—2 Minuten auf die Glasschale zurückgebracht; längeres Verweilen in der Osmiumkammer ist zu vermeiden, weil es die Färbbarkeit beeinträchtigen könnte. Die fixierten Präparate, welche, falls das nötig ist, vorsichtig über der Flamme oder besser ohne Erwärmen getrocknet werden, kommen dann 1 Minute in eine sehr dünne, schwach hellrote Lösung von Kaliumpermanganat und werden in Wasser abgespült und mit Fließpapier getrocknet.

---

[1]) E. Hoffmann und A. Halle: Über eine bessere Darstellungsart der Sp. pallida im Ausstrich. Münchener medizin. Wochenschr. 1906, Nr. 31.

An Stelle der Osmiumsäure kann auch das billigere Formalin[1]) benutzt werden.

Die Färbung der Deckgläser geschieht am besten in Färbeplatten aus Porzellan, die mit einer größeren Anzahl napfförmiger Vertiefungen zum gleichzeitigen Einlegen zahlreicher Präparate versehen sind, und für Objektträger in Färbecuvetten.

I. Ursprüngliche Eosinazurfärbug. (Schaudinn-Hoffmann, Arbeiten aus dem Kaiserl. Gesundheitsamte. Bd. XXII, Heft 2, 1905, S. 258.)

Die Deckgläschen kommen für 16—24 Stunden in eine stets frisch hergestellte Mischung von:

1. 12 Teilen Giemsas Eosinlösung (2,5 ccm 1% Eosinlösung auf 500 ccm Wasser);
2. 3 Teilen Azur I (Lösung 1 : 1000 Wasser);
3. 3 Teilen Azur II (Lösung 0,8 : 1000 Wasser).

Alsdann werden sie kurz mit Leitungswasser abgespült, mit Fließpapier getrocknet und in Cedernöl eingeschlossen.

II. Färbung mit Giemsa-Lösung. (Schaudinn-Hoffmann, Berl. klin. Wochenschr. 1905, Nr. 22.)

15 Tropfen der käuflichen Giemsa-Lösung zur Romanowsky-Färbung (Grübler-Leipzig oder Leitz-Berlin) werden unter dauerndem Schütteln aus einer Tropfflasche in 10 ccm Aq. dest. (in weitem Becherglas) eingeträufelt, und diese jedesmal frisch bereitete Mischung wird über die Deckgläschen, welche mit der Schichtseite nach unten in die Vertiefungen der Färbeplatte gelegt worden waren, schnell gegossen. Färbung 1 Stunde, ev. auch länger (über Nacht). Bevor die Deckgläschen mit Pinzette herausgenommen werden, entfernt man zweckmäßig mit Fließpapierstreifen das auf der Oberfläche der Farblösung gebildete Häutchen. Abspülen und Einlegen wie vorher.

III. Färbung mit Anilinwasser-Gentianaviolett. (Hoffmann, Berl. klin. Wochenschr. 1905, Nr. 22.)

Die Färbung geschieht 24 Stunden lang. (Nicht besonders empfehlenswert.)

IV. Neuere Eosinazurfärbung Giemsas. (Deutsche med. Wochenschr. 1905, Nr. 26.)

Die jedesmal frisch zu bereitende Mischung wird hergestellt, indem 5—10 Tropfen einer $^1/_{10}$ proz. Lösung von Kalium carbonicum in weitem Becherglase 10 ccm dest. Wassers zugesetzt, und nun unter dauerndem Schütteln 10 Tropfen der käuflichen Giemsa-Lösung (vgl. oben) hinzugefügt werden.

---

[1]) In der vorher zitierten Arbeit (mit Halle) war angegeben worden, daß ich die Formalinfixierung auf Anraten von Dr. Frank Schultz versucht habe; sie ist aber bereits von Weidenreich für Blutpräparate empfohlen worden.

Übergießen, Herausnehmen, Abspülen und Einschließen wie oben unter II. (Dauer der Färbung ¾—1 Stunde.)

V. Färbung mit Gentianaviolett. (Herxheimer, Münch. med. Wochenschr. 1905, Nr. 59.)

Die in Alkohol fixierten Präparate werden mit heiß gesättigter, filtrierter Gentianaviolettlösung auf dem Deckgläschen oder Objektträger in der üblichen Weise gefärbt, nach 15 Minuten in Wasser abgespült, getrocknet und in Canadabalsam eingebettet. Durch Erhitzen kann schon nach ½ Minute ausreichende Färbung erzielt werden.

VI. Schnellfärbung mit Eosinazur. (K. Preis, Sitzung des Kgl. Ärztevereins zu Budapest, 28. 10. 1905.)

Dünne Ausstriche auf Objektträgern, in denen bei schwacher Vergrößerung die intakten Erythrocyten isoliert auf farblosem Grund erscheinen, werden mit einer Objektträgerklemmpinzette gefaßt und mit einer frisch bereiteten gut geschüttelten Mischung von 20—25 Tropfen Giemsa-Lösung und 10 ccm dest. Wassers reichlich übergossen und 5 cm hoch über einer mittelgroßen Bunsenflamme bis zur Dampfentwicklung unter Vermeidung von Aufkochen erwärmt; hierauf wird die Farblösung abgegossen, von neuem aufgeschüttet und das Präparat nochmals erwärmt. Diese Prozedur muß drei- bis viermal wiederholt werden, bis die roten Blutkörperchen bei schwacher Vergrößerung intensiv rosarot erscheinen. Kurzes Abspülen mit Wasser, Trocknen und Einschließen in Cedernöl. In ca. 5 Minuten sind die Präparate fertig. Erfolg: intensiv rote Färbung der Sp. pallida.

VII. Färbung nach Marino. (Gebräuchlich im Institut Pasteur.)

Auf dünne lufttrockene, nicht fixierte Deckglasausstriche werden einige Tropfen (etwa 1 ccm) Marino-Blau (Bleu de Marino 0,1, Methylalkohol 20,0) getropft. Nach 3 Minuten werden zu dieser Farblösung, deren Eintrocknung verhütet werden muß, einige Tropfen (etwa 1 ccm) einer wässerigen Lösung von Eosin (0,05 : 1000,0) hinzugefügt. Nach 2 Minuten Abspülen, Einschließen in Cedernöl.

VIII. Löfflersche Geißelfärbung.

Die möglichst dünnen Ausstriche von Reizserum (evtl. mit physiologischer NaCl-Lösung verdünnt) werden mit Alkohol oder Osmiumdämpfen fixiert; dann wird Löfflersche Beize (20% Tanninlösung 10 ccm, kaltgesättigte Ferrosulfatlösung 5 ccm, gesättigte alkoholische Fuchsinlösung 1 ccm) aufgeträufelt und bis zum Aufsteigen von Dämpfen (dreimal) vorsichtig erhitzt. Nach Abspülen mit destilliertem Wasser wird unter behutsamem Erwärmen mit Ziehlscher Karbolfuchsinlösung gefärbt. Dann Abspülen mit Wasser, Trocknen und Einschließen in Kanadabalsam. Erfolg: sehr deutliche und intensive Färbung der Spir. pallida und blassere Färbung der Endfäden (auch für andere Spirochäten sehr geeignet).

C. *Darstellung in Gewebsschnitten.*

Von den hier zu schildernden Methoden ist die erste, da sie unsicher ist und viel Niederschläge entstehen läßt, am wenigsten empfehlenswert; die drei übrigen aber ergeben gewöhnlich gute Resultate.

I. Erste Methode Bertarellis und Volpinos. (Rivista d'Igiene 1905.)

Feine Paraffinschnitte bis 5 μ werden auf 24—48 Stunden in 0,2 bis 0,5 proz. Arg. nitric.-Lösung gebracht, kurz mit dest. Wasser abgespült und in van Ermenghemscher Lösung (Tannin 3,0, Acid. gallic. 5,0, Natrium acet. fus. 10,0, Aq. dest. 350,0) ca. $^1/_4$ Stunde gehalten, bis sie gelblich geworden sind, dann in der vorher genannten Arg. nitric.-Lösung so lange belassen ($^1/_4$ Stunde oder länger), bis sie braun sind, hierauf Abspülen mit Aqua destill., Alkohol, Xylol, Canadabalsam.

II. Neue Methode Bertarellis und Volpinos. (Centralblatt für Bakteriologie usw. Bd. 41, S. 75.)

Kleine Stückchen (0,6—0,7 mm dick) werden in Alkohol fixiert und dann für 3—4 Tage in dunkler Flasche in folgende Arg. nitr.-Lösung (Arg. nitric. 3,0, Aq. dest., 96 proz. Alkohol āā 50,0, Acid. acet. pur. 4—5 Tropfen) gebracht (bei 35—37°, Brutschrank). Sobald sich ein Niederschlag bildet, wird die Flüssigkeit erneuert. Nach mehrfachem sorgsamen Abspülen in dest. Wasser kommen die Stücke auf 24 Stunden in van Ermenghemsche Lösung (siehe oben) bei Zimmertemperatur. Dann folgt nach gutem Auswaschen mit dest. Wasser Entwässerung in steigendem Alkohol und Paraffineinbettung in der üblichen Weise. Die Schnitte sollen nicht stärker als 3—7 μ sein.

III. Ältere Methode Levaditis. (Comptes rendus de la Société de Biologie, T. LIX, S. 326.)

Die Fixierung geschieht mit Formalin (1 + 9 Wasser) und ist nach 24 Stunden vollendet; längerer Aufenthalt schadet nichts. Älteres und anders fixiertes Material bringt man noch einmal für 24 Stunden in frische Formalinlösung. Kleine bis höchstens 2 mm dicke Scheiben werden zunächst über Nacht in 95 proz. Alkohol gebracht, am folgenden Morgen kommen sie in dest. Wasser, das mehrmals gewechselt wird, bis sie zu Boden sinken (10 bis 15 Min.). Dann werden sie in eine 100 ccm fassende weithalsige dunkle Flasche mit Glasstöpsel in 1,5—3 proz. Silbernitratlösung gebracht und verweilen hierin im Brutschrank bei 35—37° C 3—5 Tage lang. Hierauf wird folgende, am besten jedesmal frisch bereitete Lösung (Pyrogallol 4,0, Formalin 5 ccm, Aq. dest. 100,0) nach Abgießen der Argentumlösung über die in derselben Flasche bleibenden Stückchen gegossen, um bei Zimmertemperatur in 24—48 Stunden die Reduktion zu vollenden. Manche Autoren empfehlen, sowohl die Argentumlösung als auch die Reduktionsmischung täglich zu wechseln. Nach Vollendung der Reduktion wird kurze Zeit mit dest. Wasser gewaschen, dann in steigendem Alkohol entwässert und in Paraffin eingebettet.

IV. Neue (Pyridin-)Methode Levaditis und Manouélians. (Comptes rendus de la Société de Biologie. Bd. LX, S. 134.)

Die Fixierung geschieht in Formalinlösung (1 + 9 Wasser) 24 Stunden oder länger; dann kommen die Stücke über Nacht in 95proz. Alkohol; am folgenden Morgen werden sie in mehrfach zu wechselndes Wasser gebracht, bis sie zu Boden sinken. Dann kommen sie in folgende, jedesmal frisch zu bereitende Mischung von 90 ccm 1—1,5proz. Silbernitratlösung und 10 ccm reinsten Pyridins und verbleiben darin 2—3 Stunden bei Zimmertemperatur und weitere 3—5 Stunden im Paraffinschrank bei 45 bis höchstens 50° (in dunkler, gut 100 ccm fassender Flasche mit Glasstopfen). Alsdann wird diese Lösung abgegossen und am besten ohne Abspülung mit dest. Wasser folgende, stets unmittelbar vor dem Gebrauch anzufertigende Reduktionsmischung aufgefüllt: 90 ccm einer 4 proz. Pyrogallollösung werden mit 10 ccm reinen Acetons gemischt und zu 85 ccm dieser Mischung 15 ccm Pyridin hinzugefügt. Hierin verbleiben die Stücke bei Zimmertemperatur über Nacht und werden nach Abspülung mit dest. Wasser und Härtung in steigendem Alkohol in Paraffin eingebettet.

Bei allen geschilderten Imprägnierungsmethoden ist darauf zu achten, daß die zu verwendenden Glasgefäße äußerst sauber, alle Lösungen möglichst frisch sind. Die Schnitte können 5—10 μ dick sein und mit polychromem Methylenblau nachgefärbt werden (Differenzierung mit verdünnter Glyzerinäthermischung oder Tanninlösung in der üblichen Weise). Andere Autoren empfehlen zur Nachfärbung 1proz. Jodgrünlösung oder Toluidinblau. Zum genaueren Studium der Beziehungen zwischen der Sp. pallida und den syphilitischen Gewebsveränderungen hat Versé empfohlen, einzelne Präparate völlig vom Silber zu befreien, um sie vergleichshalber nach den gewöhnlichen histologischen Methoden färben zu können. Hierzu kommen die Schnitte einige Zeit in eine braune Jodjodkaliumlösung und werden nach kurzem Abspülen in Wasser in einer konzentrierten Natriumthiosulfatlösung entfärbt und gründlich ausgewaschen. Dasselbe erreicht man mit 10proz. Ferricyankalilösung und nachfolgender 25proz. Natriumthiosulfatlösung.

Ich halte es für überflüssig, dieser Sonderausgabe ein Literaturverzeichnis anzufügen, da die Dissertation von Jul. Glaß (Leipzig 1906) und die soeben erschienene Arbeit von Buschke und Fischer (Über die Beziehungen der Spirochaeta pallida zur kongenitalen Syphilis, Archiv für Dermatologie und Syphilis, Band 82) ziemlich genaue Zusammenstellungen enthalten. Dem Kongreßbericht werde ich ein vollständiges Verzeichnis der gesamten Literatur beifügen.

Unterschiede zwischen der Syphilisspirochäte und anderen Spirochätenarten.[1])

Syphilisspirochäte.	*Andere Formen.*
1. Große Länge (10—15 μ im Durchschnitt, doch oft mehr) bei äußerster Feinheit des Fadens ($^1/_4$ μ); dies Verhältnis zwischen Fadenlänge und Dünne ist charakteristisch.	1. Faden im Verhältnis zur Länge weit dicker, daher plumperes Aussehen; die feineren Formen sind meist kürzer als die Sp. pallida.
2. Sehr geringes Lichtbrechungsvermögen im frischen Präparat, daher überhaupt nur mit besten Apochromaten sichtbar.	2. Stärker lichtbrechend und deshalb leichter im frischen Präparat wahrnehmbar.
3. Enden stets spitz und oft in lange Endfäden auslaufend.	3. Enden oft stumpfer auslaufend, Endfäden seltener zu sehen.
4. Bewegungen schraubend (um die Längsachse); seitliche pendelnde Bewegungen; Ortsbewegungen vorwärts und rückwärts, doch weniger lebhaft; steht oft lange Zeit still, an einen Erythrocyten usw. angeheftet, während sie nur rotierende und geringe seitliche Beugebewegungen ausführt.	4. Seitliche Bewegungen viel lebhafter, aalartige Schlängelungen und schnellerer Ortswechsel. Heftet sich seltener an Zellen usw. an und reißt sich schneller los.
5. Spirale besitzt tiefe, steile und sehr regelmäßige Windungen von Korkzieherform. Faden auffallend dünn im Vergleich zur Windungslänge und Tiefe.	5. Windungen flacher, unregelmäßiger, bei manchen Formen (Sp. dentium) enger. Faden dick und plump im Vergleich zur Ausladung der Windungen.

[1]) Nur für lang ausgewachsene, nicht deformierte Exemplare gültig; abnorme Formen sind bei der Artdiagnose auszuschließen.

Syphilisspirochäte.	*Andere Formen.*
6. Verhältnis der Länge zur Tiefe der Windungen meist größer als 1, nämlich 1,0—1,2 : 1,0—1,5 μ.	6. Das genannte Verhältnis ist kleiner als 1.
7. Große Elastizität und Formbeständigkeit der Spirale, daher schwerer deformierbar.	7. Weicher und biegsamer, daher Form veränderlicher.
8. Auffallend geringe Variationsbreite in bezug auf die Form; nur die Länge (also auch Zahl der Windungen) wechselnd.	8. Große Variabilität; stets alle Übergänge von kleineren zu größeren, dickeren zu dünneren Exemplaren.
9. Färbt sich nach Giemsa rot (gleichmäßig verteilte Chromidialsubstanz).	9. Färbung mehr bläulichrot; Kernstab oder rote Körnchen im Plasma öfters nachweisbar.

Die große Länge des spitz auslaufenden Fadens im Vergleich zu seiner äußerst geringen Dicke, die Tiefe, Steilheit und Regelmäßigkeit der korkzieherförmigen Windungen, die geringe Variabilität der Form, die verhältnismäßig große Elastizität der schwer deformierbaren Spirale, das schwache Lichtbrechungsvermögen und die Art der Bewegung im frischen und endlich der rote Farbenton im nach Giemsa gefärbten Präparat sind für die Artdiagnose der Syphilisspirochäte maßgebend.

Die unter 4, 7 und 8 hervorgehobenen Merkmale gelten nur für die Spir. refringens, balanitidis, buccalis und vincenti, während die Spir. dentium sich hierin der Spir. pallida ähnliche verhält. Bezüglich der Spir. pallidula (Yaws) vgl. S. 33, Anm. 1.

Über die Unterschiede zwischen der Spir. dentium und pallida gibt die in Kürze erscheinende Arbeit von Mühlens und Hartmann, „Über Bacillus fusiformis und Spirochaeta dentium“ (Zeitschr. f. Hygiene u. Infektionskrankh., Bd. 55) genauere Auskunft.

Erklärung der Tafeln.

Tafel I. Fig. 1. Spirochaeta pallida mit zwei langen, leicht gewellten Endfäden („Geißeln"). Getreue Wiedergabe nach einem Original-Mikrophotogramm Schaudinns. ca. 1 : 2000.

Fig. 2. Spirochaeta balanitidis mit zwei langen Endfäden, von denen einer knotenförmig umgeschlagen ist. ca. 1 : 2000.

Fig. 3. Spirochaeta balanitidis mit einem kurzen und einem langen, sehr regelmäßig gewellten Endfaden. ca. 1 : 2000.

Fig. 4. Teilungsstadium der Spirochaeta balanitidis mit langem dünnen Zwischenfaden (Längsteilung). ca. 1 : 2000.

(Fig. 2—4 sind nach Original-Mikrophotogrammen von v. Prowazek und mir wiedergegeben.)

Fig. 5. Schematische Darstellung des von Krzysztalowicz und Siedlecki angenommenen, doch gänzlich unbewiesenen Entwicklungszyklus der Spirochaeta pallida. Die ersten vier Stadien geben die von vielen Autoren angenommene Vermehrung durch Längsteilung wieder. (Der Arbeit der oben genannten Autoren entnommen; der erste Zyklus (Längsteilung) ist abgeändert.)

Tafel II. Fig. 6. Mikrophotogramm eines nach der neuen Levaditischen Methode imprägnierten Schnitts einer acht Wochen alten Sklerose des Präputium; ungemein zahlreiche Sp. pallidae im Lumen und in der Wand eines kleinen Lymphgefäßes und zwischen den Infiltratzellen (Original; Wiedergabe nicht so schön wie in den beiden folgenden Präparaten). 1 : 1000.

Fig. 7. Spir. pallidae zwischen den etwas abgehobenen Bronchialepithelien bei Pneumonia alba eines kurz nach der Geburt verstorbenen Kindes. (Original-Mikrophotogramm nach einem Präparat von E. Gierke.) 1 : 2250.

Fig. 8. Spir. pallidae in der Kaninchencornea nach Impfung in die vordere Kammer. (Originalmikrophotogramm nach einem Präparat Bertarellis.) 1 : 1500.

In Fig. 7 und 8 erscheinen die Spirochäten dicker, weil sie nach der alten Methode Levaditis bzw. nach derjenigen Bertarellis sehr stark mit Silber imprägniert sind; in Fig. 6 sind sie nach der neuen Methode Levaditis dargestellt und daher weit zarter imprägniert. Bei dem Vergleich muß ferner die ganz verschiedene Vergrößerung berücksichtigt werden. Die in Bern demonstrierten Originalpräparate und auch die Diapositive geben natürlich noch bessere Bilder.

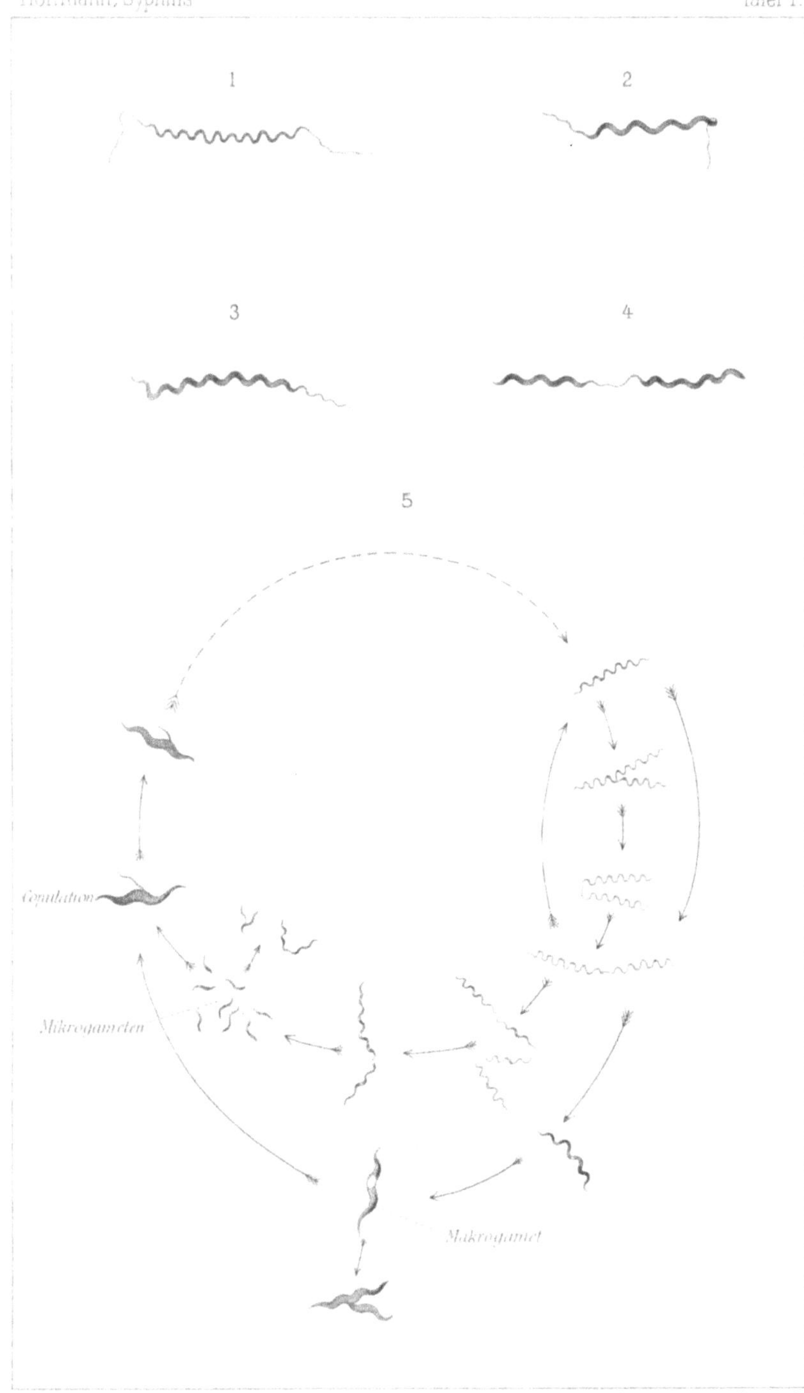

Verlag von Julius Springer in Berlin. Lith. Anst. v. Werner & Winter, Frankfurt a/M.

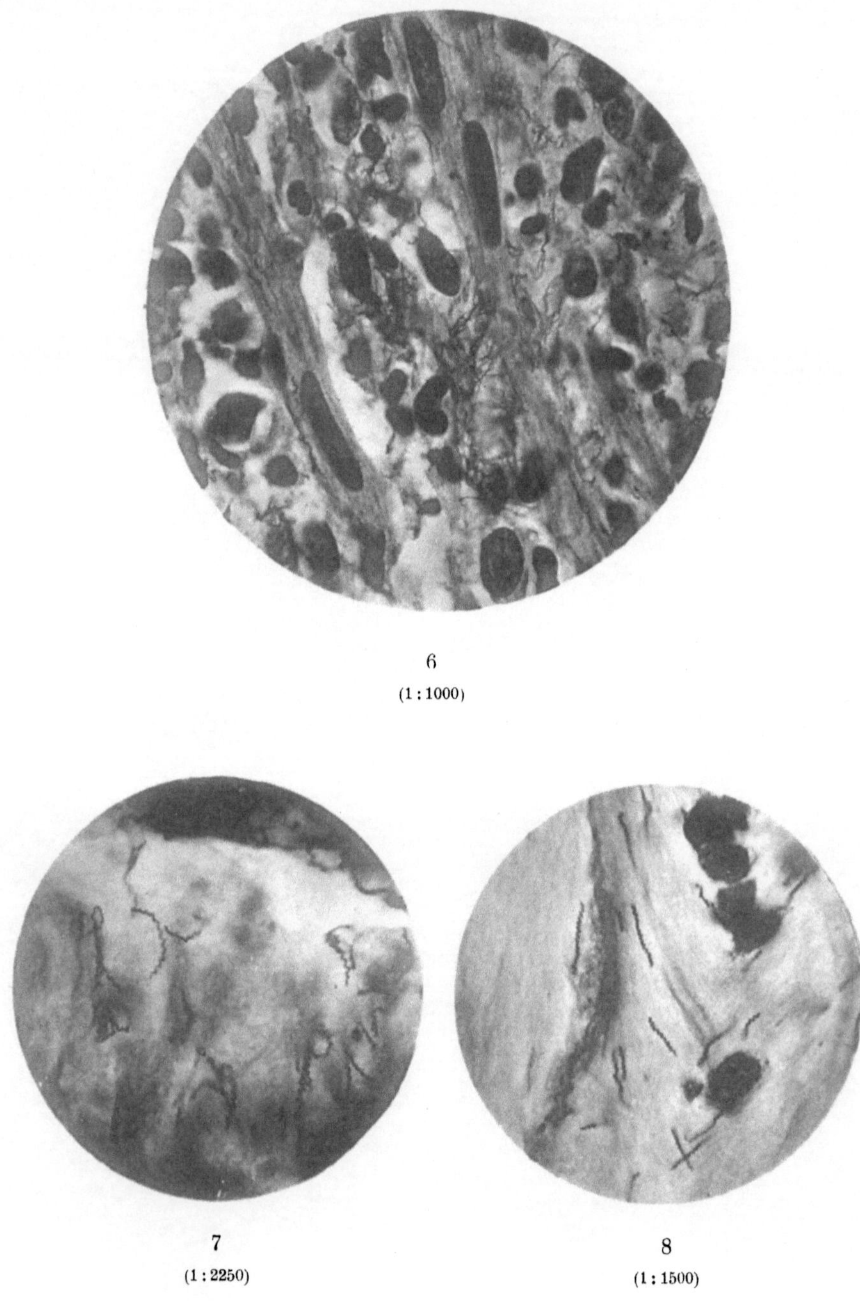

6
(1 : 1000)

7
(1 : 2250)

8
(1 : 1500)

Verlag von Julius Springer in Berlin.